Lisa Pommerening

DUNKEL LEUCHTEN

Depressionen verstehen in Bildern

BALANCE ratgeber

Lisa Pommerening hat sich mit dem Thema Depression in ihrer Bachelorarbeit für Grafikdesign und Visuelle Kommunikation an der HMKW Berlin beschäftigt und den Prototypen dieses Buches als Abschlussarbeit erstellt.

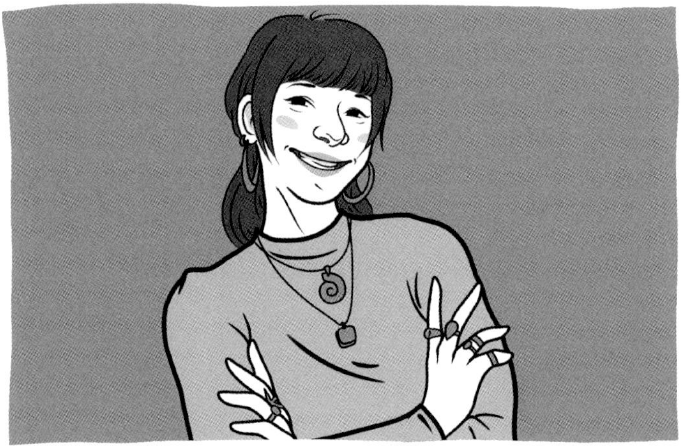

»Ich möchte mich recht herzlich beim St. Joseph Krankenhaus Weissensee, speziell der Station 12, für ein tolles Praktikum bedanken, ohne das es dieses Buch nicht geben würde. Ich danke auch den Selbsthilfegruppen der Kontakt- und Informationsstelle für Selbsthilfe (KIS) und des Berliner Landesverbandes für Angehörige psychisch erkrankter Menschen (ApK) dafür, dass ich so vielen ihrer Treffen beiwohnen durfte. Darüber hinaus danke ich jeder einzelnen Person, die ich zu dem Thema dieser Arbeit befragen durfte. Zu guter Letzt möchte ich mich bei meiner geliebten Familie und meinen großartigen Freunden für ihre Unterstützung und ihre lieben Worte bedanken! Danke, dass ihr immer da seid!«

Lisa Pommerening

DUNKEL LEUCHTEN

Depressionen verstehen in Bildern

BALANCE ratgeber

Vorwort

Dieses Buch basiert auf Gesprächen mit vielen wunderbaren Personen, deren Leben durch die Depression erschüttert wurde. Eine Erkrankung, die große physische und mentale Schmerzen verursacht und zu suizidalen Gedanken und Handlungen führen kann. Weltweit ist Suizid mittlerweile die dritthäufigste Todesursache bei Menschen zwischen 15 und 29 Jahren.

Depressionen sind von außen häufig nicht als solche erkennbar, weshalb die Erkrankung auch dem engsten Umfeld nicht immer bewusst ist. Zusammen können wir noch einiges lernen – und ich möchte dir dabei helfen!

Du erfährst zunächst, was eine Depression ist und warum Aussagen wie »Reiß dich einfach zusammen« alles andere als hilfreich sind. Dann nehme ich dich mit in die Gefühlswelt Betroffener, die Außenstehenden oft verwehrt bleibt. Ich zeige dir die tiefe Dunkelheit einer Depression, aber auch, wie es gelingen kann, wieder Licht ins Leben zurückzubringen. Lesen, zuhören, reflektieren. So gelingt es besser, sich auf Augenhöhe zu begegnen und gemeinsam gegen dieses dunkle Wesen namens »Depression« zu kämpfen!

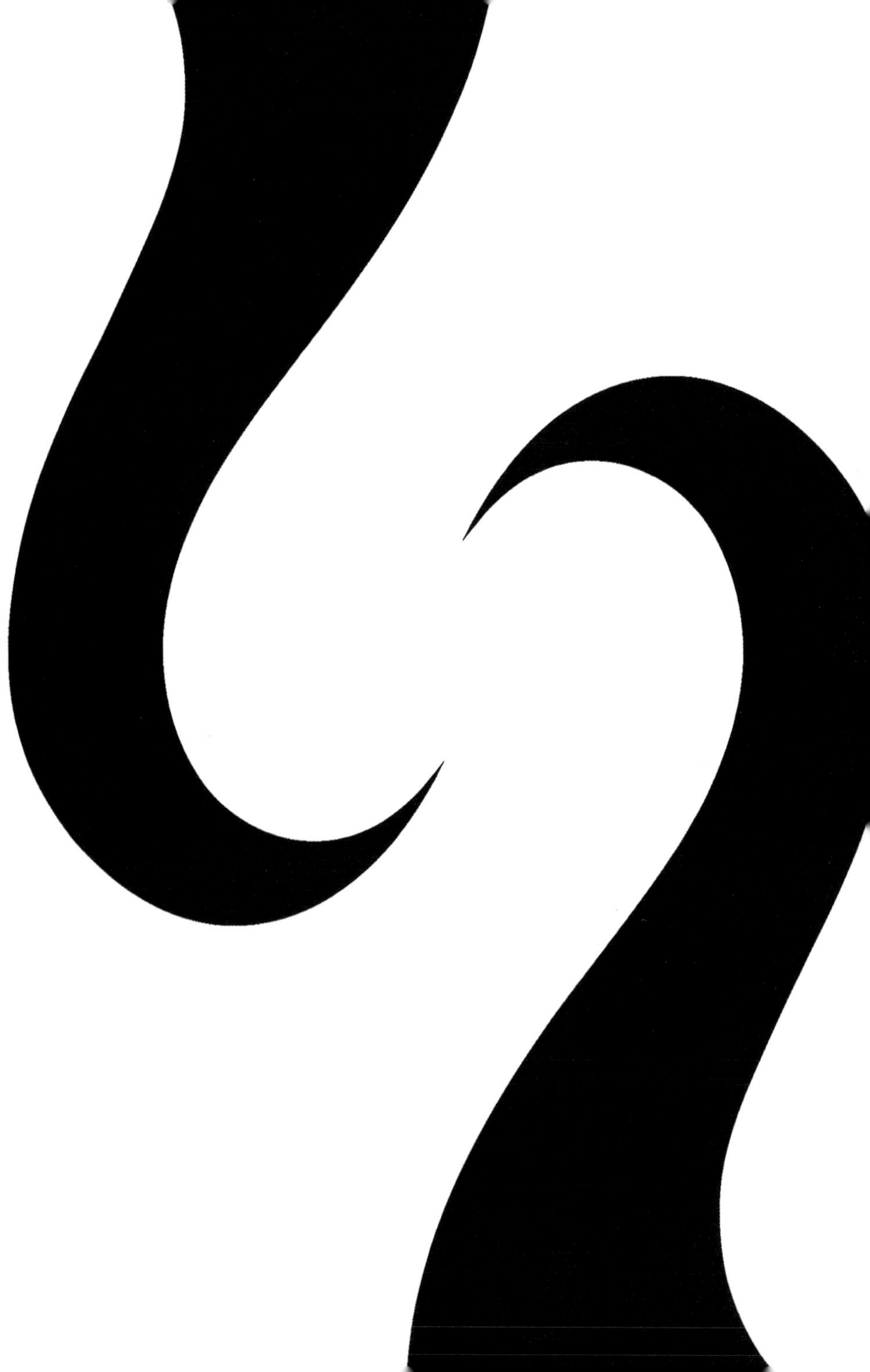

Erstmal aufräumen!

Schaffen wir zunächst mehr Offenheit im Umgang miteinander. Es gibt einen Grund, warum du dieses Buch in die Hand genommen hast! Depressionen sind für dich ein Thema, weil ein dir nahestehender Mensch betroffen ist. Vielleicht fragst du dich auch selbst, ob du eine Depression hast und willst mehr darüber erfahren.

Räumen wir erstmal mit den Vorurteilen auf!

Fangen wir damit an zu klären, was eine Depression nicht ist: Sie ist keine Kleinigkeit, kein Zeichen von Schwäche. Menschen mit Depression sind keine »Psychos«. Die Erkrankung hat auch nicht automatisch etwas mit Suizidalität zu tun.

Durch Unwissenheit und Falschinformationen kann es vonseiten nicht betroffener Personen zu groben oder herabsetzenden Reaktionen kommen. Das wiederum kann Betroffene zusätzlich belasten. Das heißt nicht, dass man Menschen mit Depressionen wie rohe Eier behandeln muss, zuhören ist der erste Schritt.

Das ist ein Buch für…

AHA MOMENTE & ACH-SO GEFÜHLE

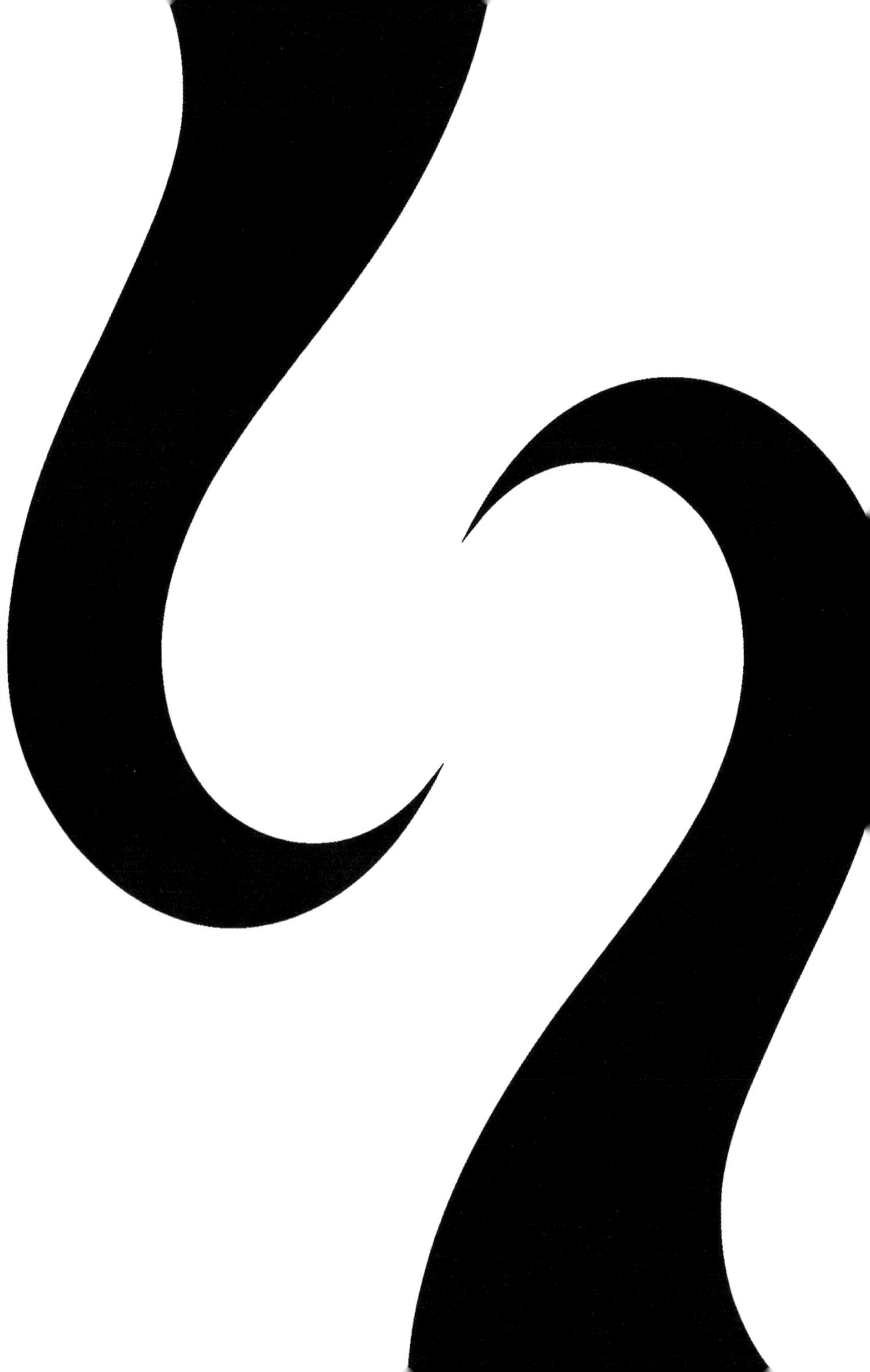

Fakten über Depressionen

Um Depressionen besser zu verstehen, muss erstmal klar sein, womit genau wir es überhaupt zu tun haben. Hier sind die wichtigsten Fakten!

FAKT 1

Die Depression ist eine ernsthafte, psychische Erkrankung. Sie kann – und sollte – behandelt werden.

FAKT 2

Depressionen können sehr verschiedene Ursachen haben. Das müssen nicht immer Traumata und Schicksalsschläge sein. Auch Menschen, denen es an nichts zu fehlen scheint, können von einer Depression betroffen sein.

FAKT 3

Eine Depression kann JEDEN treffen.
Unabhängig von Alter, Geschlecht, Herkunft,
Aussehen, Größe, Einkommen, Lebensstil,
Beruf, Bildung, Gewicht, Beziehungsstatus …

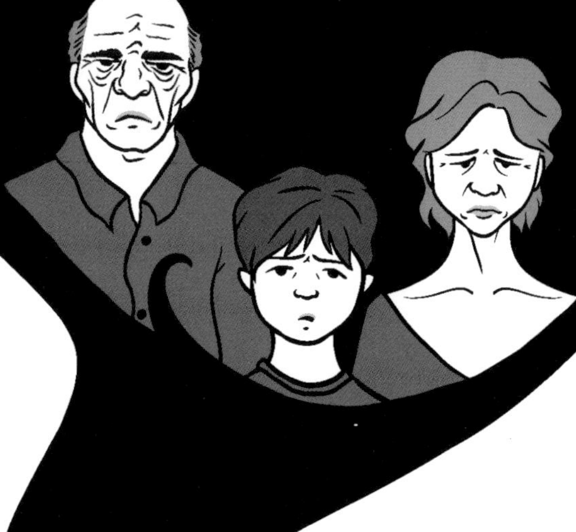

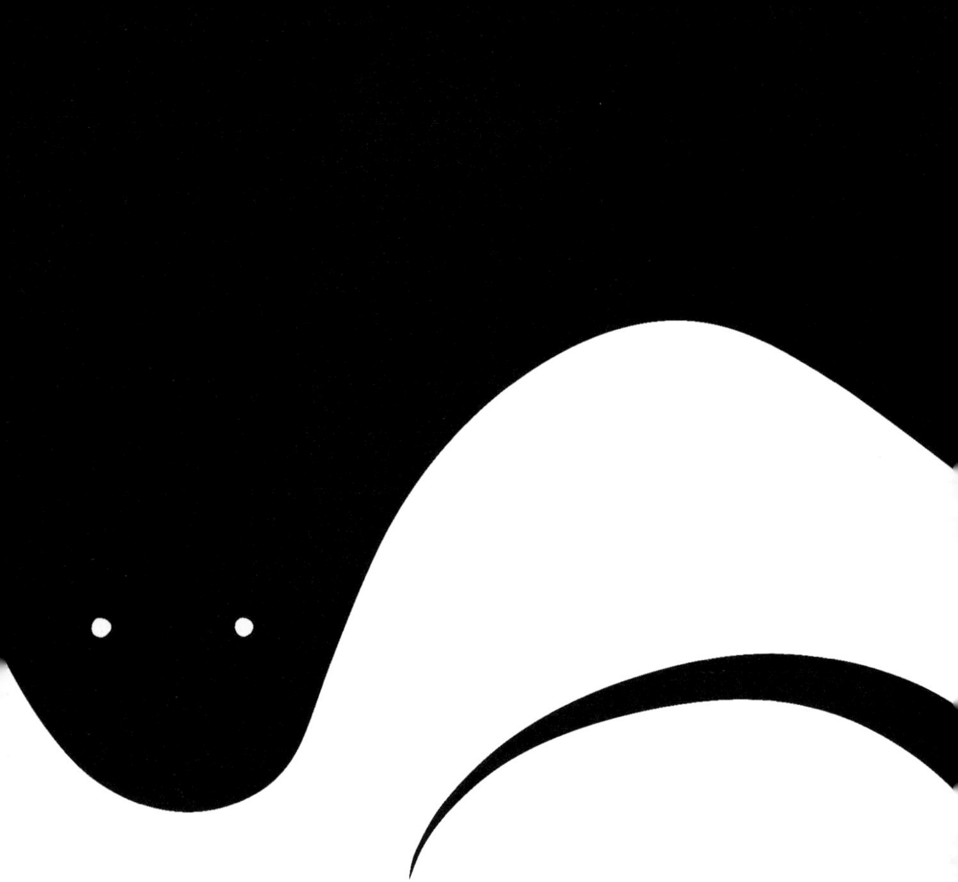

FAKT 4

Depressive Symptome sind sehr vielseitig. Besonders häufig sind Interessenverlust, Freudlosigkeit, andauernde Müdigkeit, Appetitlosigkeit, geringe Konzentrationsfähigkeit, Niedergeschlagenheit, Angstzustände, innere Unruhe und Schuldgefühle. Suizidgedanken können dazu gehören, müssen es aber nicht.

Wir alle kennen Tage, an denen wir niedergeschlagen sind. Im Unterschied zu vorübergehendem Unwohlsein oder Melancholie halten depressive Verstimmungen aber mindestens zwei Wochen an und wirken sich massiv auf den Alltag aus. Was einem sonst leichtfällt, ist kaum mehr zu schaffen – oder nur unter großer Anstrengung.

FAKT 6

Von Außenstehenden häufig missverstanden, zählen Antriebslosigkeit und schlechte Stimmung zu den belastendsten Symptomen einer Depression. Man will sich aufraffen, man will freundlicher sein, man kann es aber nicht.

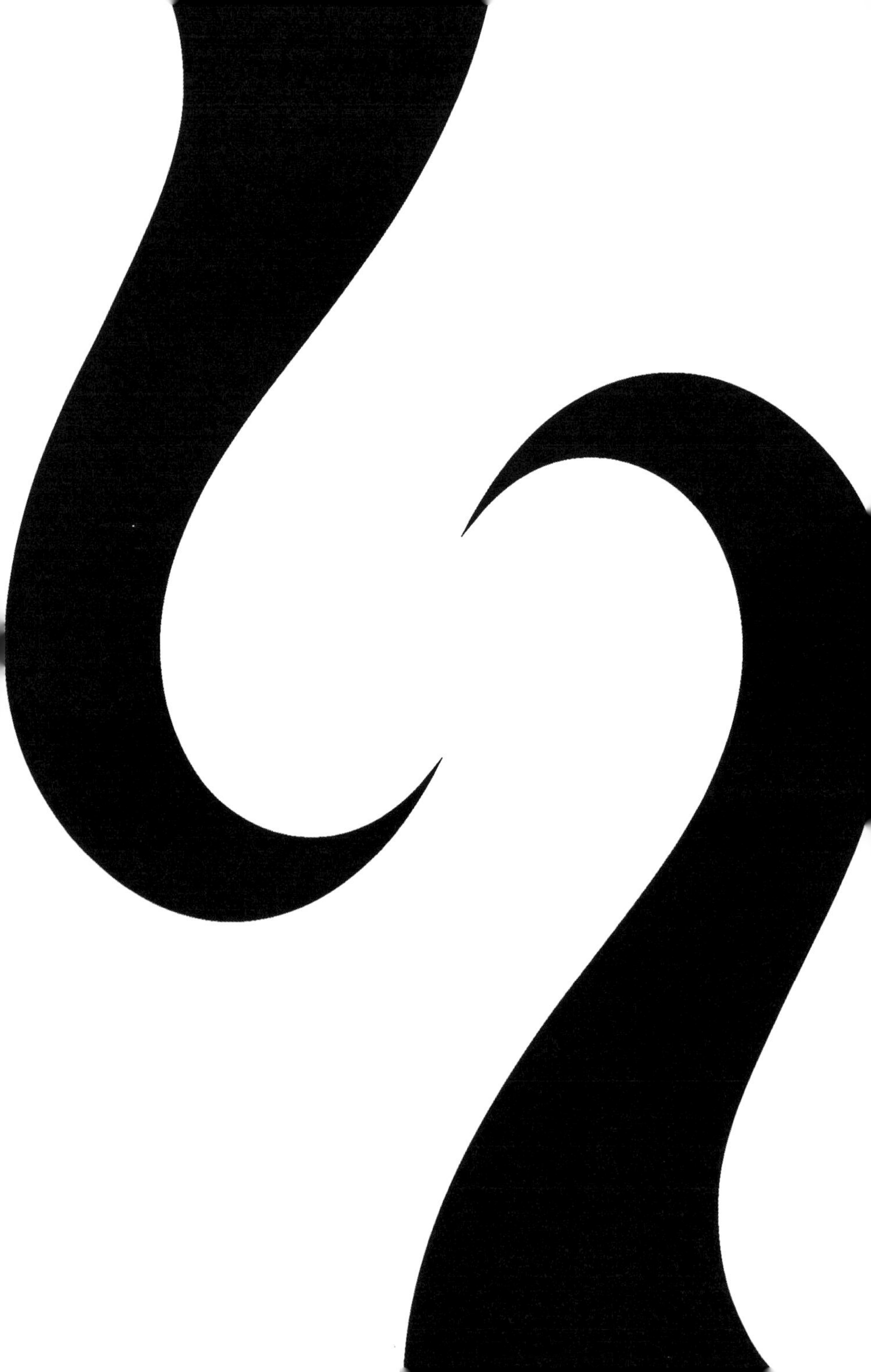

Gut gemeint ist leider nicht immer gut gesagt

Halten wir fest: Eine Depression ist eine ernstzunehmende Erkrankung. Für viele Betroffene sind alltägliche Dinge plötzlich nicht mehr so leicht zu bewältigen. Die Depression raubt den Betroffenen jegliche Energie.

Du ahnst hier wahrscheinlich schon, dass gut gemeinte Aufforderungen – mal wieder mit nach draußen zu kommen, Leute zu treffen, sich zusammenzureißen usw. – in dieser Situation alles andere als hilfreich sind. Was bei den Betroffenen ankommt, ist eher das Gefühl, nicht verstanden zu werden.

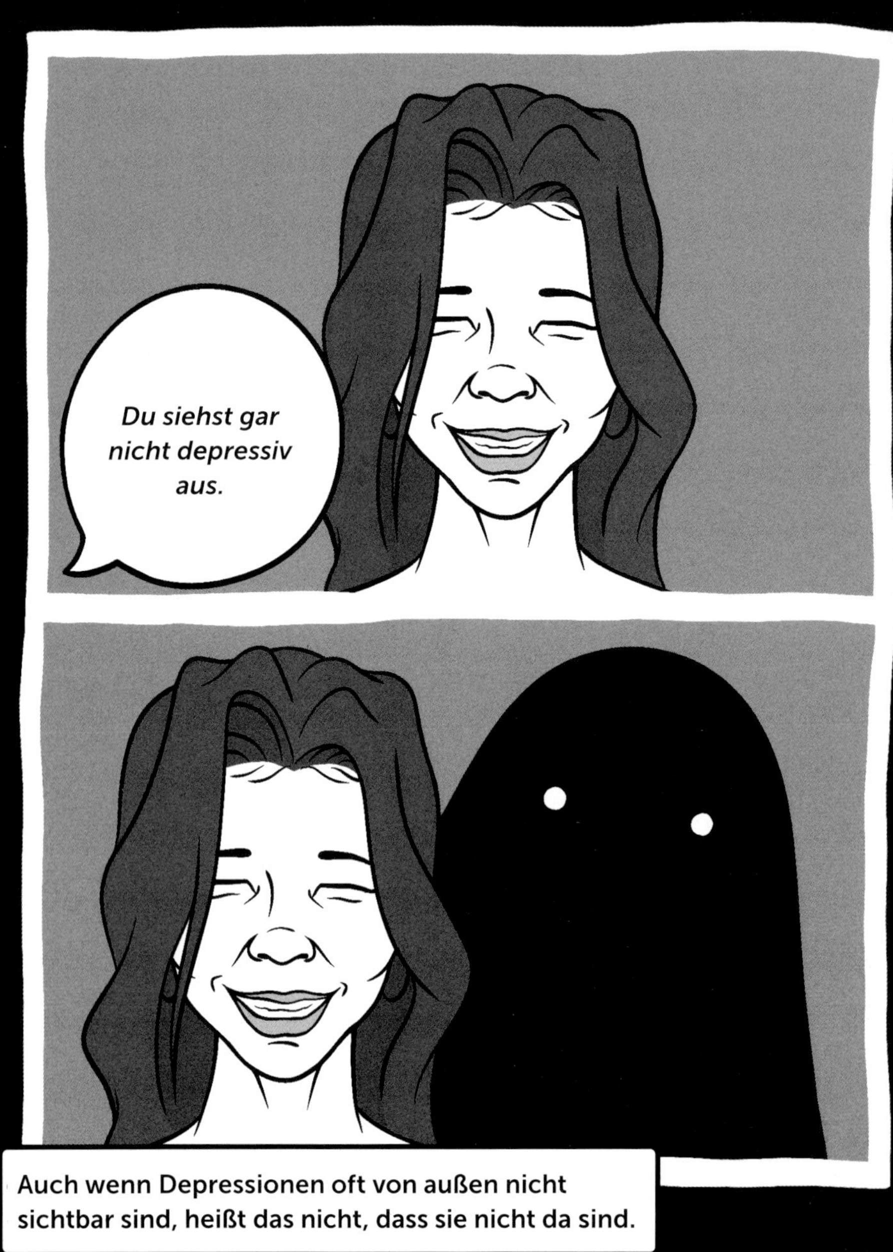
Du siehst gar nicht depressiv aus.
Auch wenn Depressionen oft von außen nicht sichtbar sind, heißt das nicht, dass sie nicht da sind.

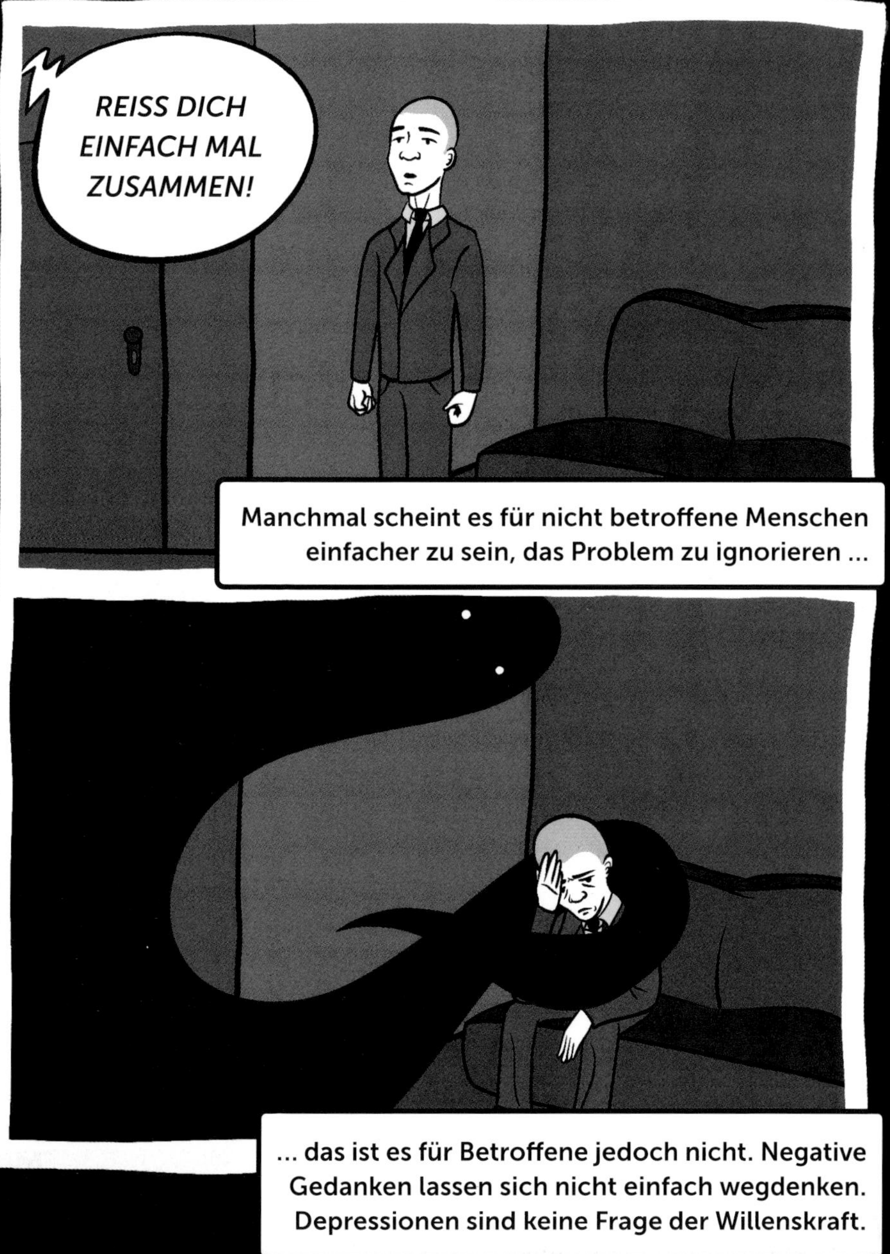
REISS DICH EINFACH MAL ZUSAMMEN!
Manchmal scheint es für nicht betroffene Menschen einfacher zu sein, das Problem zu ignorieren …
… das ist es für Betroffene jedoch nicht. Negative Gedanken lassen sich nicht einfach wegdenken. Depressionen sind keine Frage der Willenskraft.

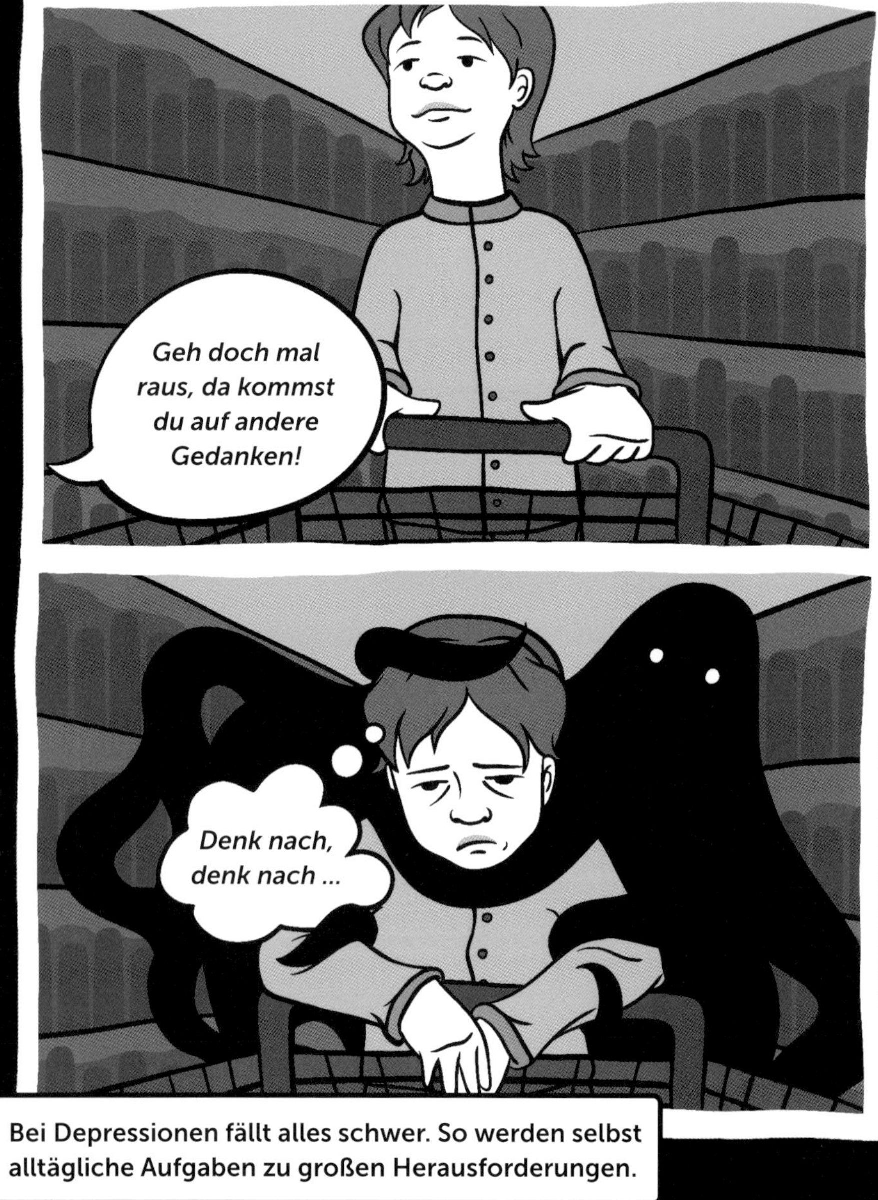
Geh doch mal raus, da kommst du auf andere Gedanken!
Denk nach, denk nach …
Bei Depressionen fällt alles schwer. So werden selbst alltägliche Aufgaben zu großen Herausforderungen.

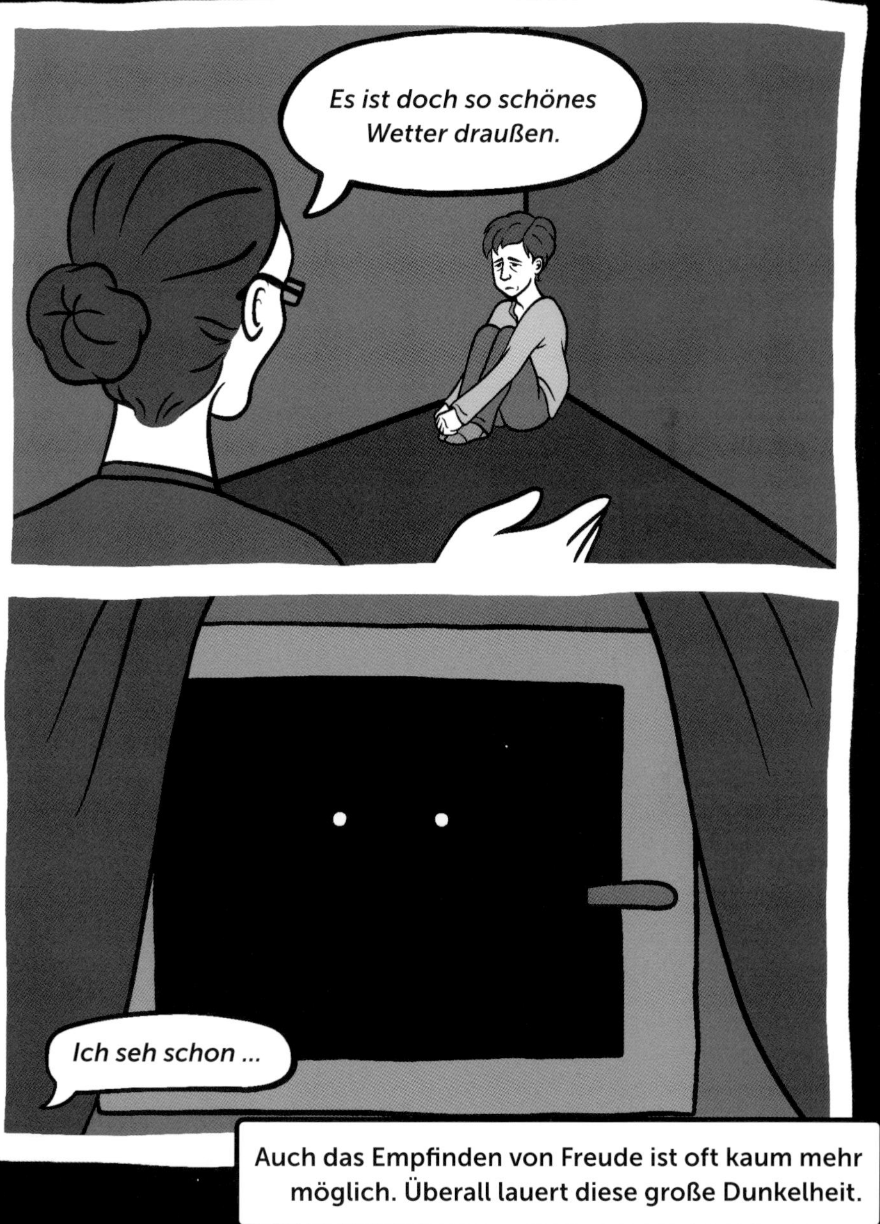
Es ist doch so schönes Wetter draußen.
Ich seh schon ...
Auch das Empfinden von Freude ist oft kaum mehr möglich. Überall lauert diese große Dunkelheit.

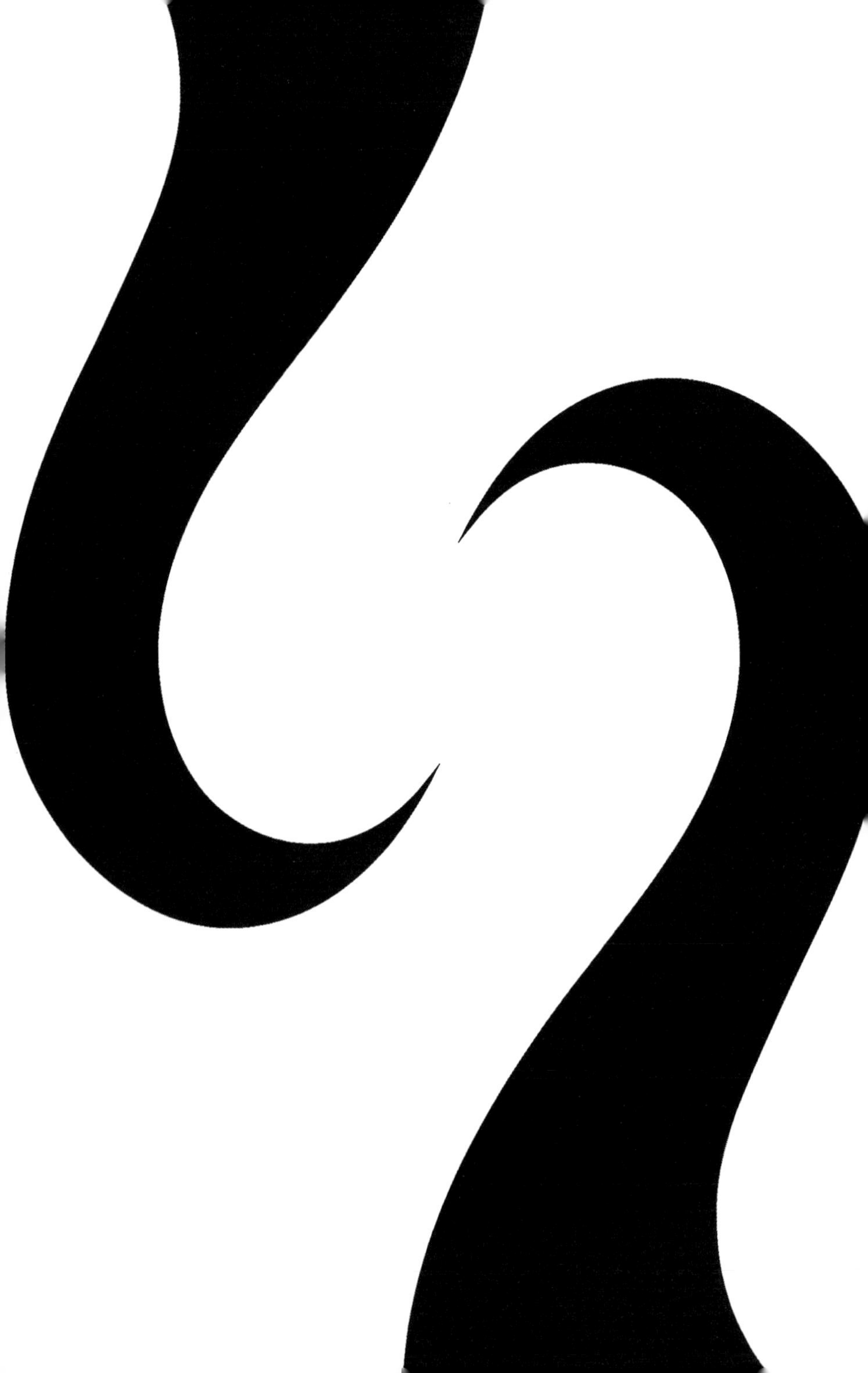

Betroffene erzählen

Damit du einen konkreten Eindruck davon bekommst, was bei einer Depression in deinem Gegenüber vorgeht, erzählen fünf Betroffene hier, wie sich eine Depression anfühlen kann. Doch denk daran, jede Depression ist unterschiedlich, genauso wie jeder Mensch individuell ist. Das sind nur fünf Beispiele. Sie stehen für Millionen von Menschen mit Depressionen.

Schau genau hin und fühle.
Kommt dir etwas bekannt vor?

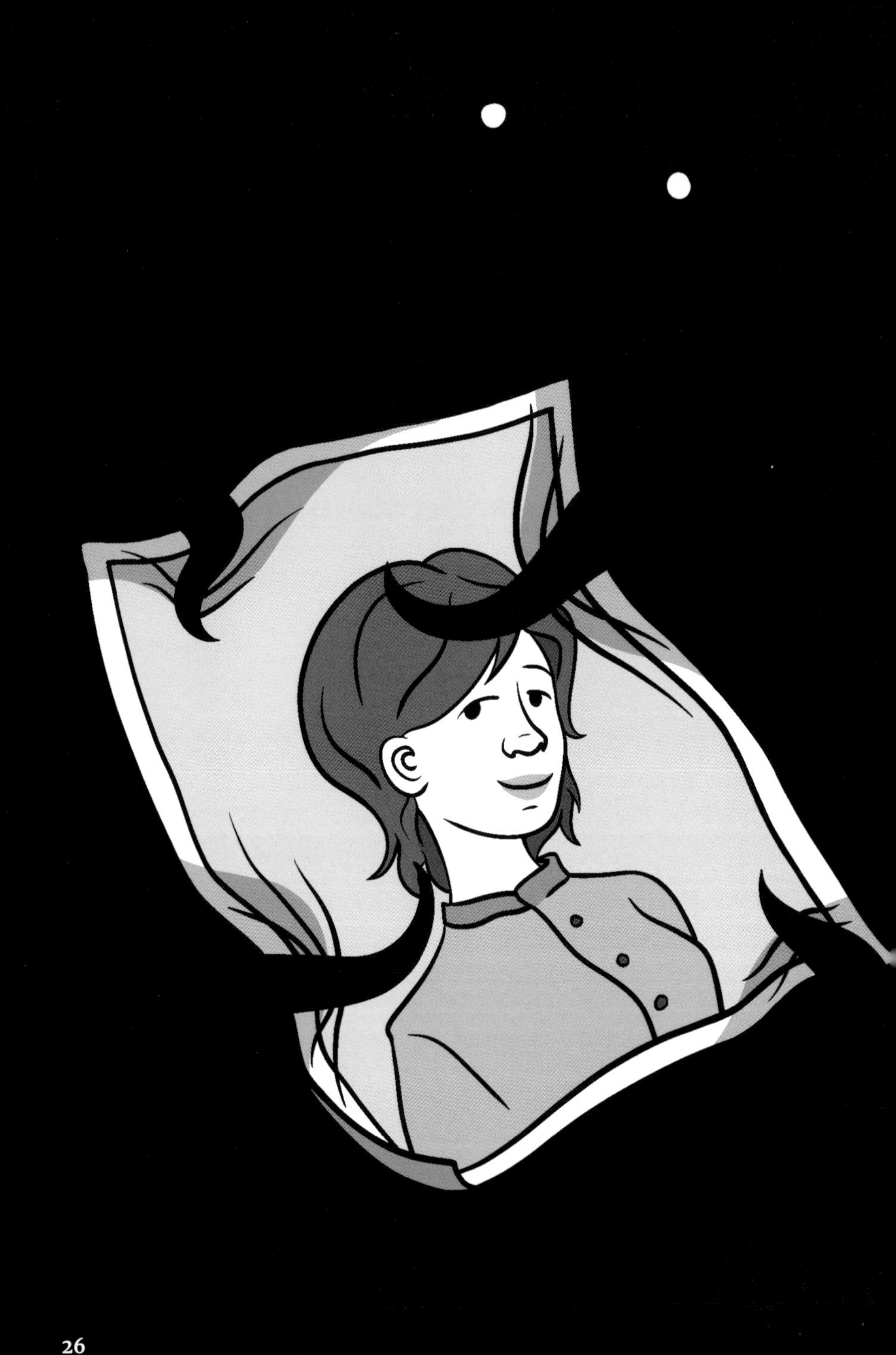

MELINA

»Immer dieses Grübeln. 15 Stunden denkt man über ein und dasselbe Problem nach, ohne zu einer Lösung zu kommen. Davon wird man irgendwann verrückt.«

Eines der häufigsten Anzeichen für eine langanhaltende depressive Verstimmung sind negative Gedanken, von denen sich die Betroffenen nicht lösen können. Diese selbstzerstörerischen Gedankenschleifen sind unter dem Begriff »Grübeln« bekannt.

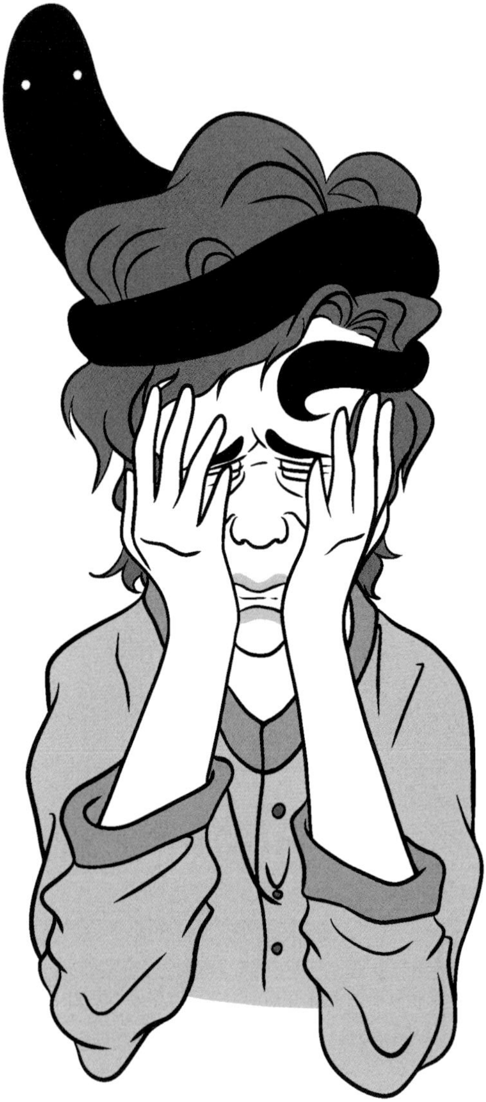

»Ich habe von diesem ganzen Gedankenchaos oft so starke Kopfschmerzen, dass ich mich auf nichts anderes mehr konzentrieren kann.«

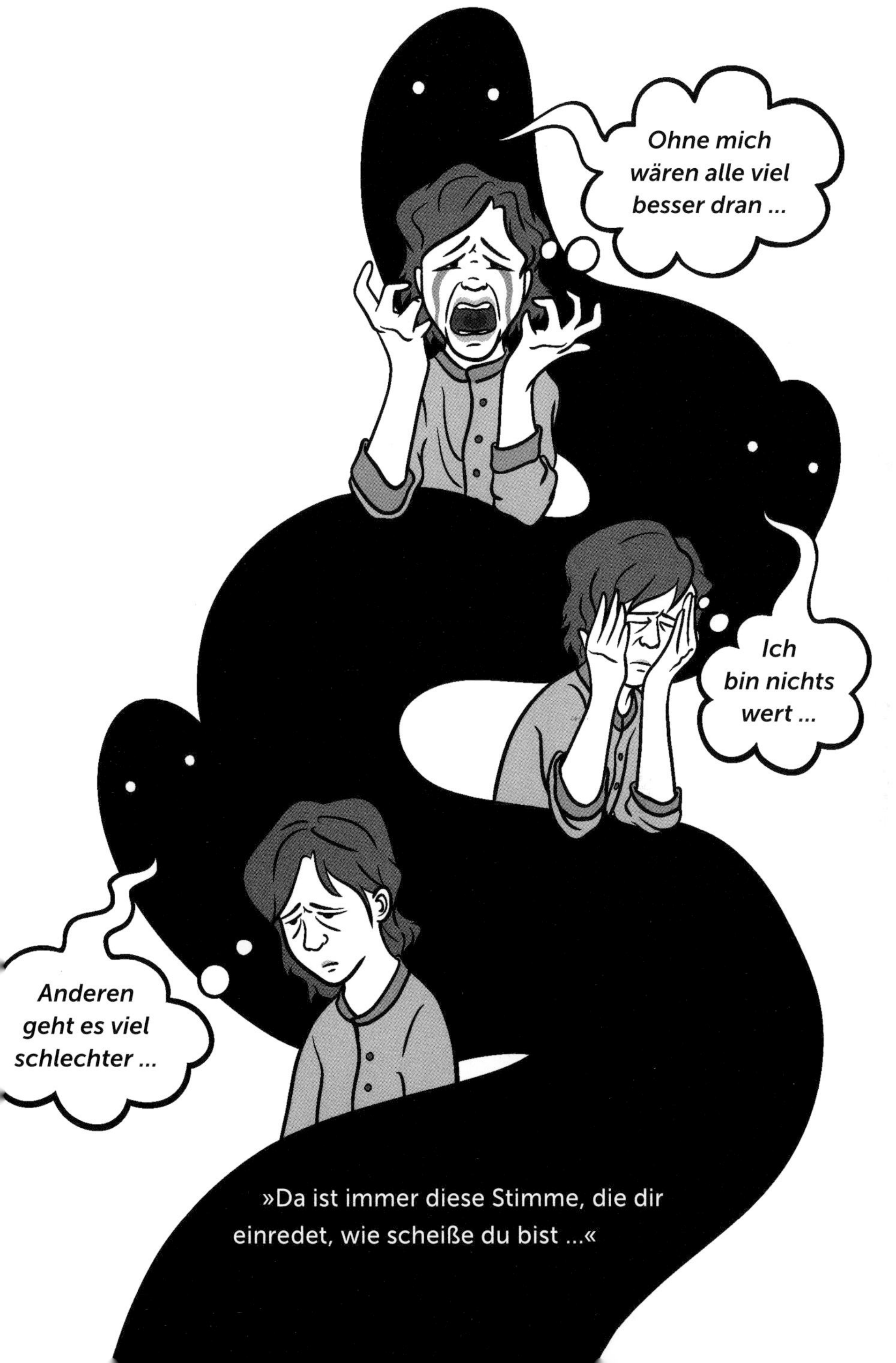
Ohne mich wären alle viel besser dran …
Ich bin nichts wert …
Anderen geht es viel schlechter …
»Da ist immer diese Stimme, die dir einredet, wie scheiße du bist …«

»Das ist wie eine Bedrohung, die von oben auf dich zukommt. Und in Zeiten, wo es mir einigermaßen gut geht, warte ich schon auf das nächste Tief ...«

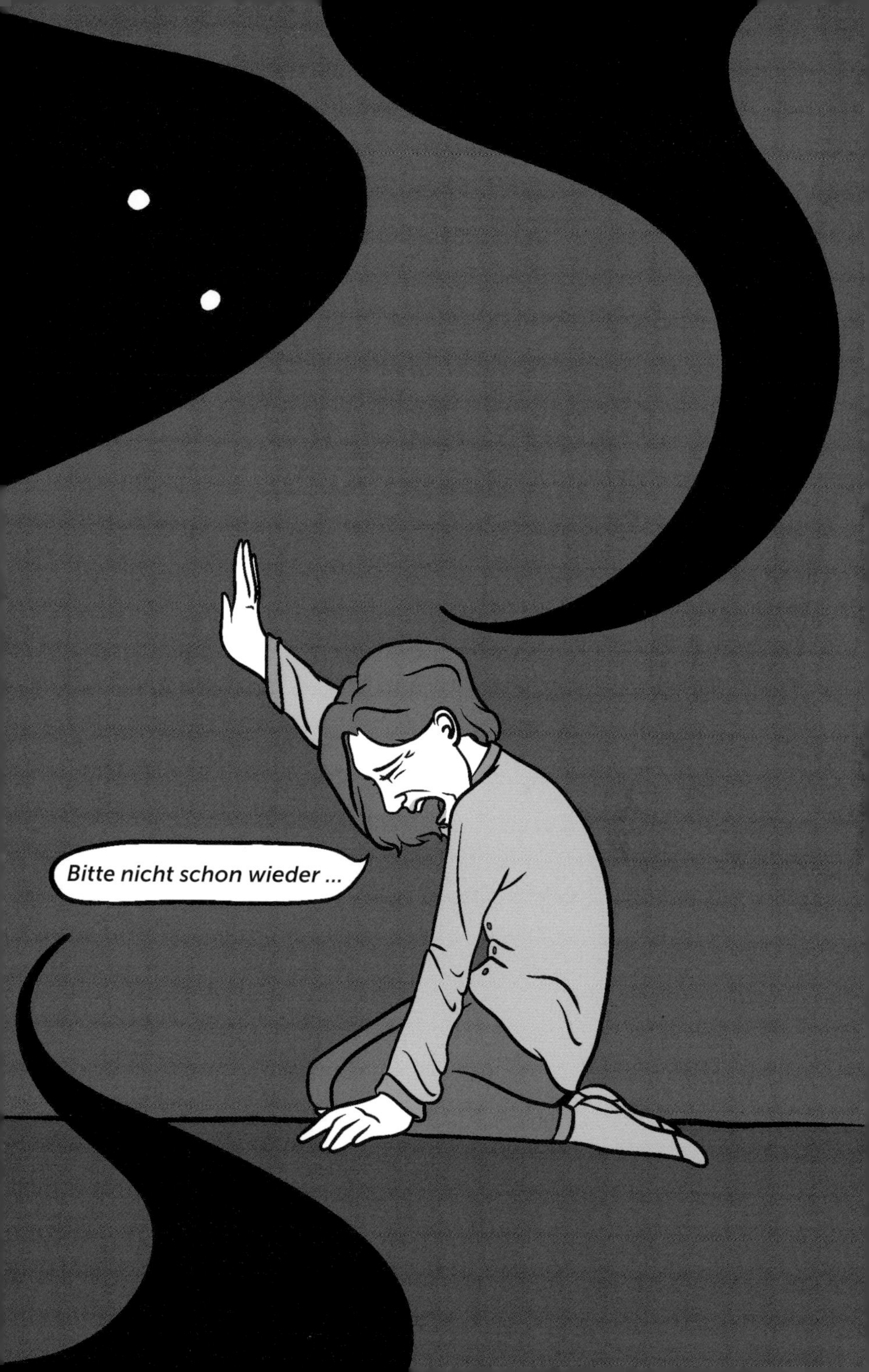
Bitte nicht schon wieder ...

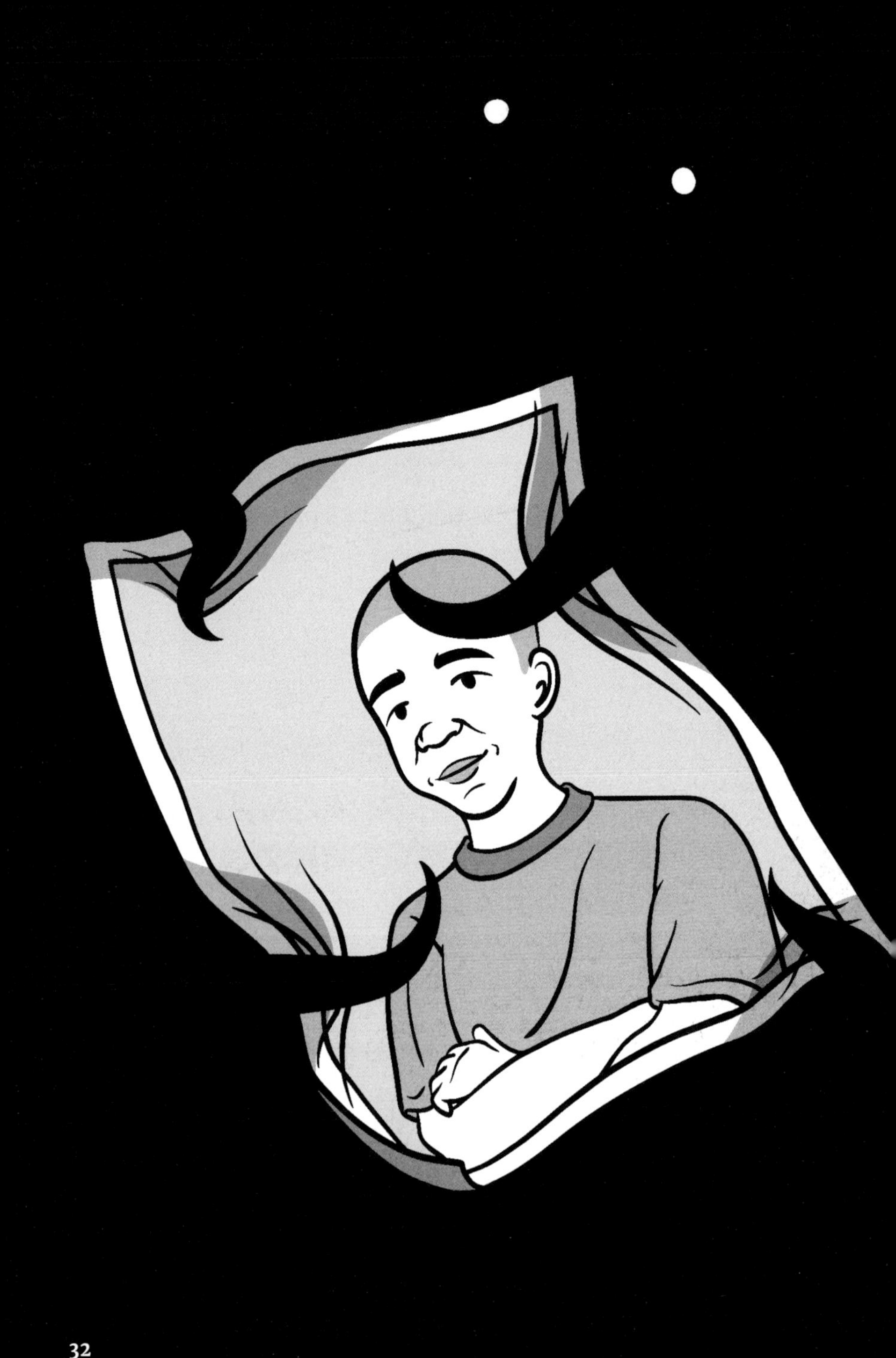

OLLIE

»Ich fühle mich immer wie in einer Art Starre gefangen.«

Antriebslosigkeit führt dazu, dass jegliche Aktivität plötzlich sinnlos und anstrengend erscheint. Betroffene ziehen sich immer mehr zurück und schaffen es nicht, aus dem Bett aufzustehen, weil ihnen die Kraft dafür fehlt.

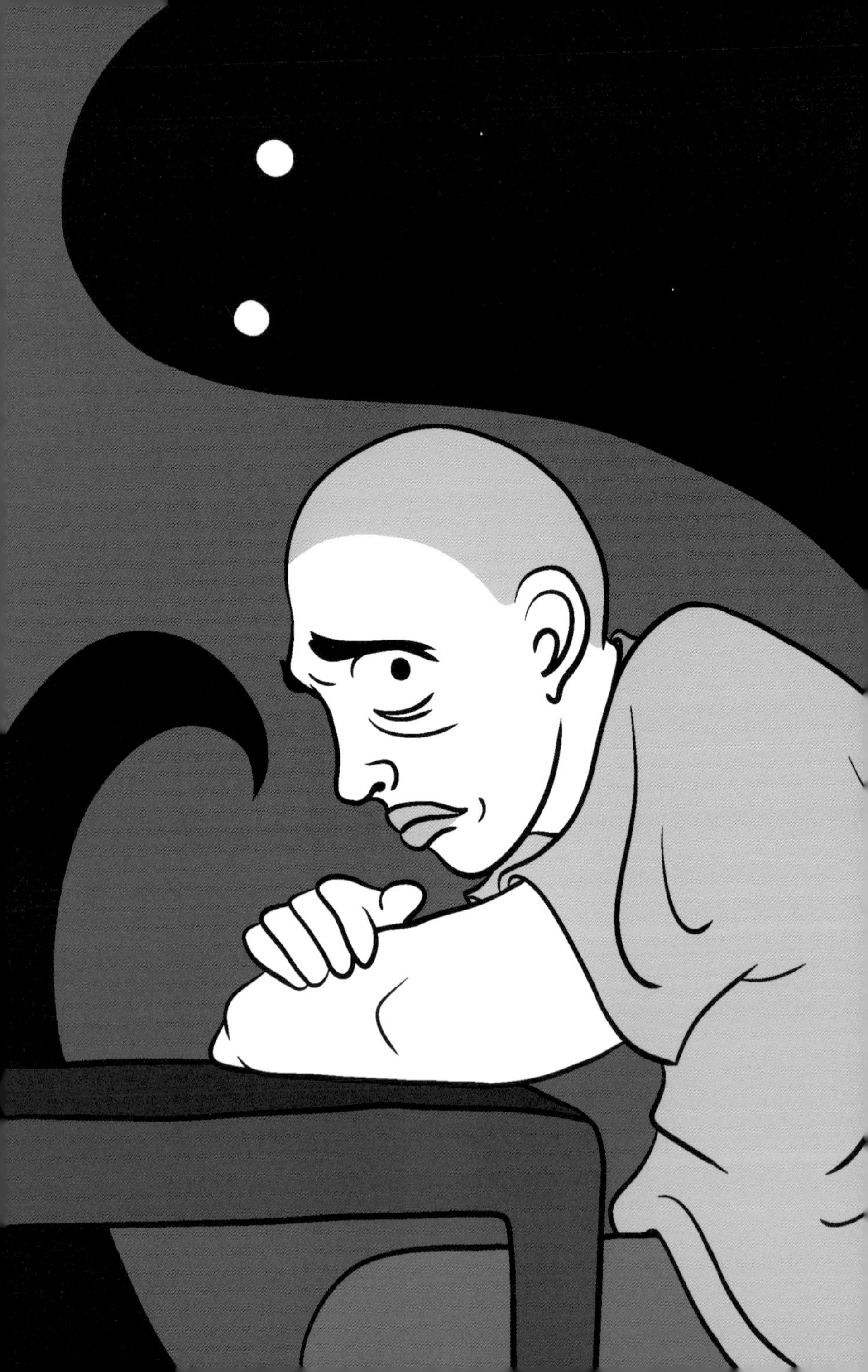

»Das ist, als würde irgendetwas genau hinter mir stehen und mir alles kaputt machen. Fühlt sich dann manchmal so schwer an auf den Schultern, dass ich mich gar nicht aufrichten kann.«

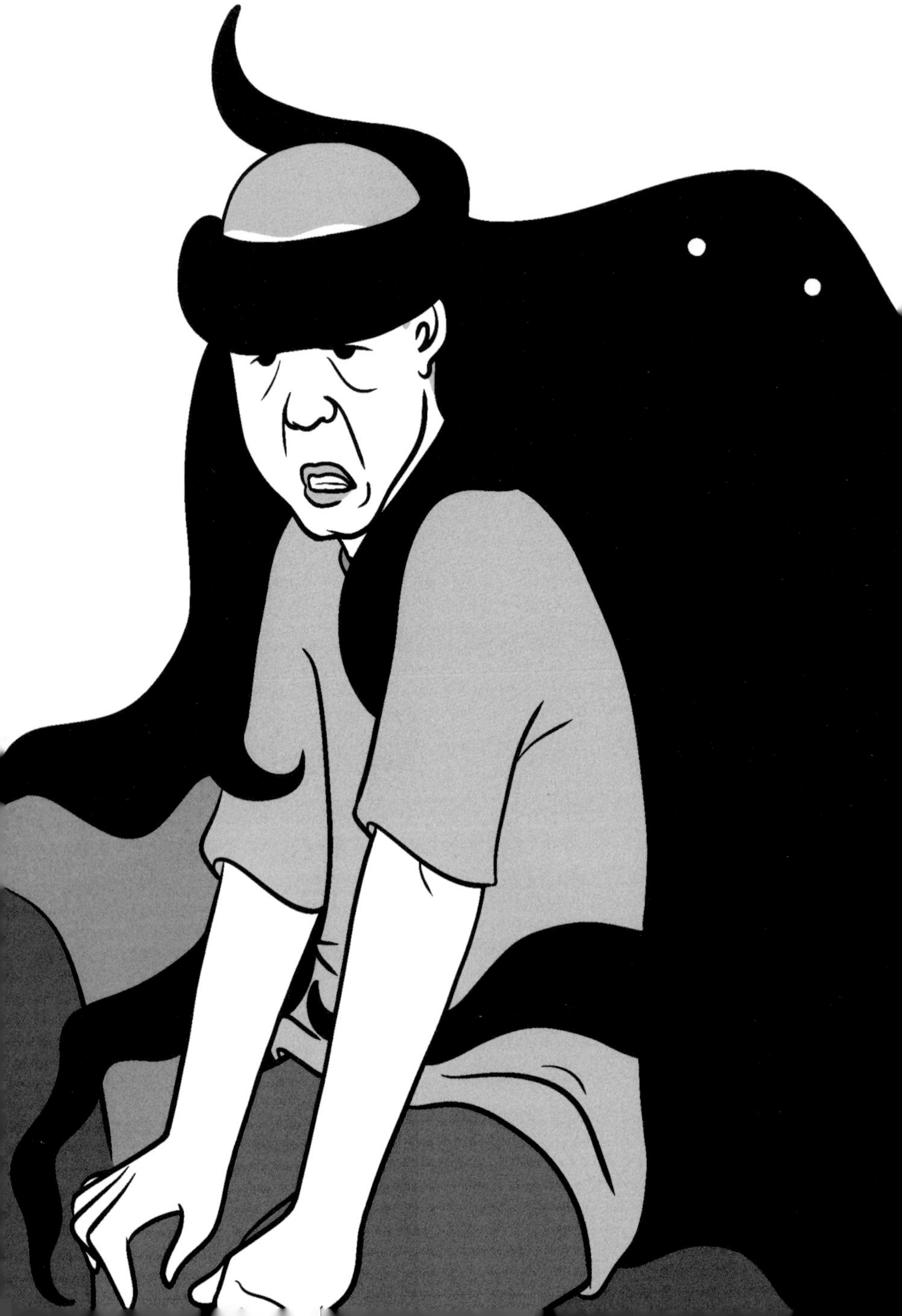

»Es gibt Tage, da sitze ich nur auf der Couch und schaffe es nicht mal, ins Nebenzimmer zu gehen. Der Kopf will aufstehen, aber der Körper kann nicht. Das ist ein Gefühl der Beklemmung, das ich einfach nicht beschreiben kann ...«

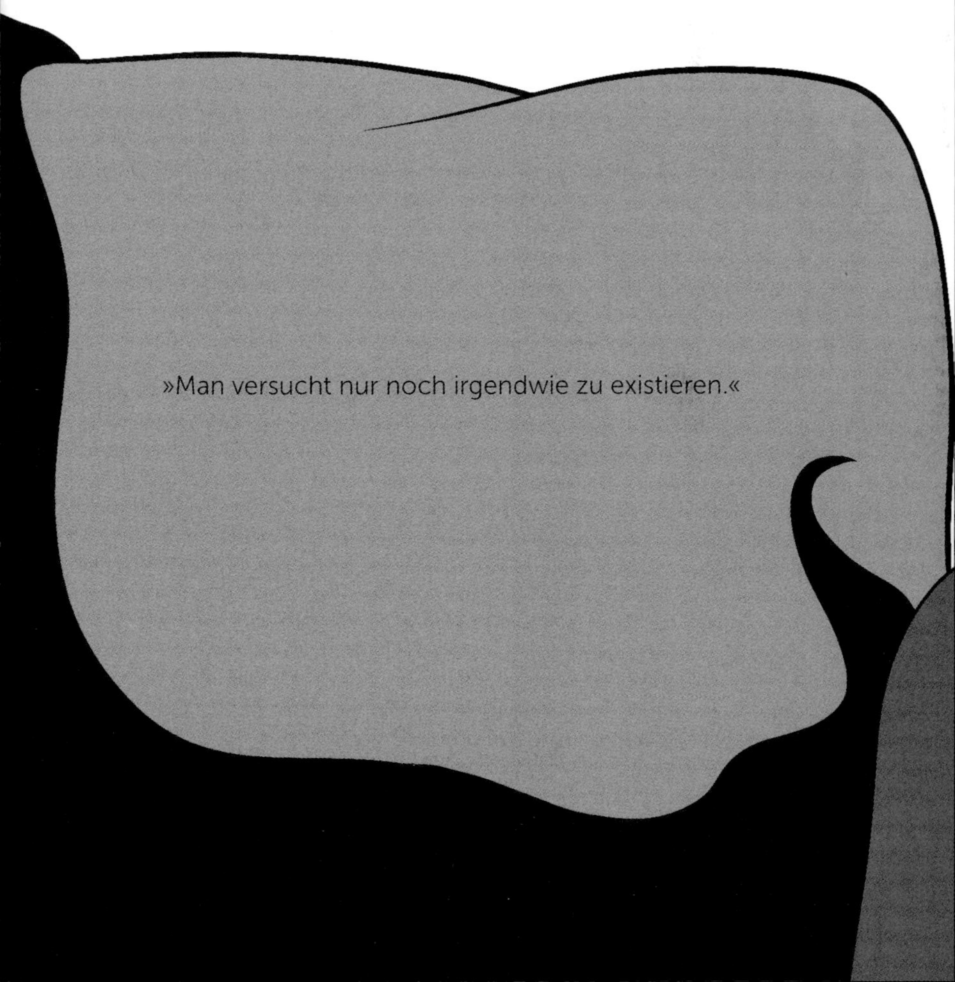

»Man versucht nur noch irgendwie zu existieren.«

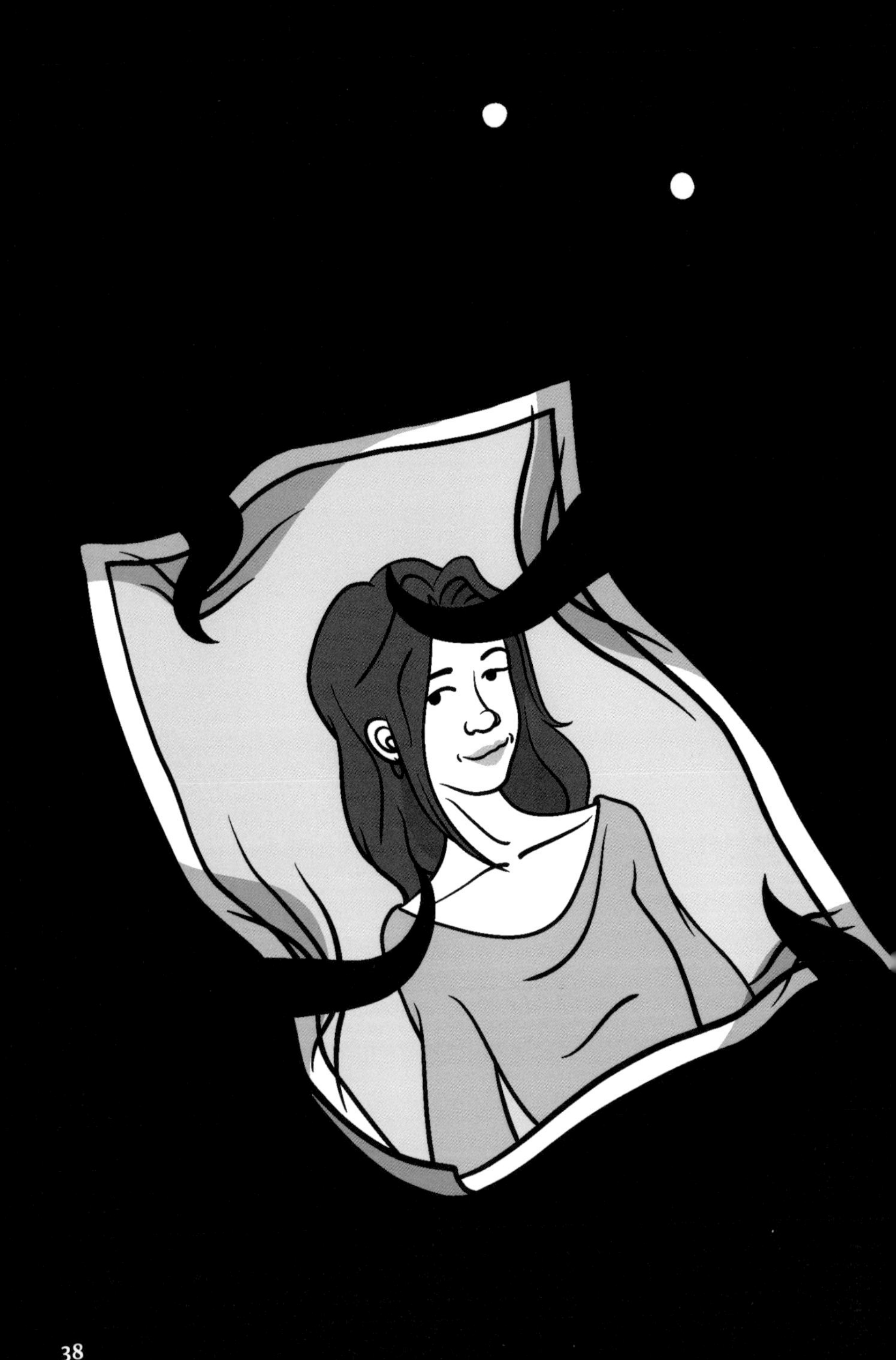

SVENJA

»Ich schlafe sehr schlecht und leide unter starken Angstzuständen, weil ich nachts komplett allein mit meinen Gedanken bin.«

Viele Betroffene erleben Schlafstörungen. Beim sogenannten Morgentief, bei dem die Betroffenen zwei oder mehr Stunden früher aufwachen als gewöhnlich, sind die depressiven Symptome meist am stärksten.

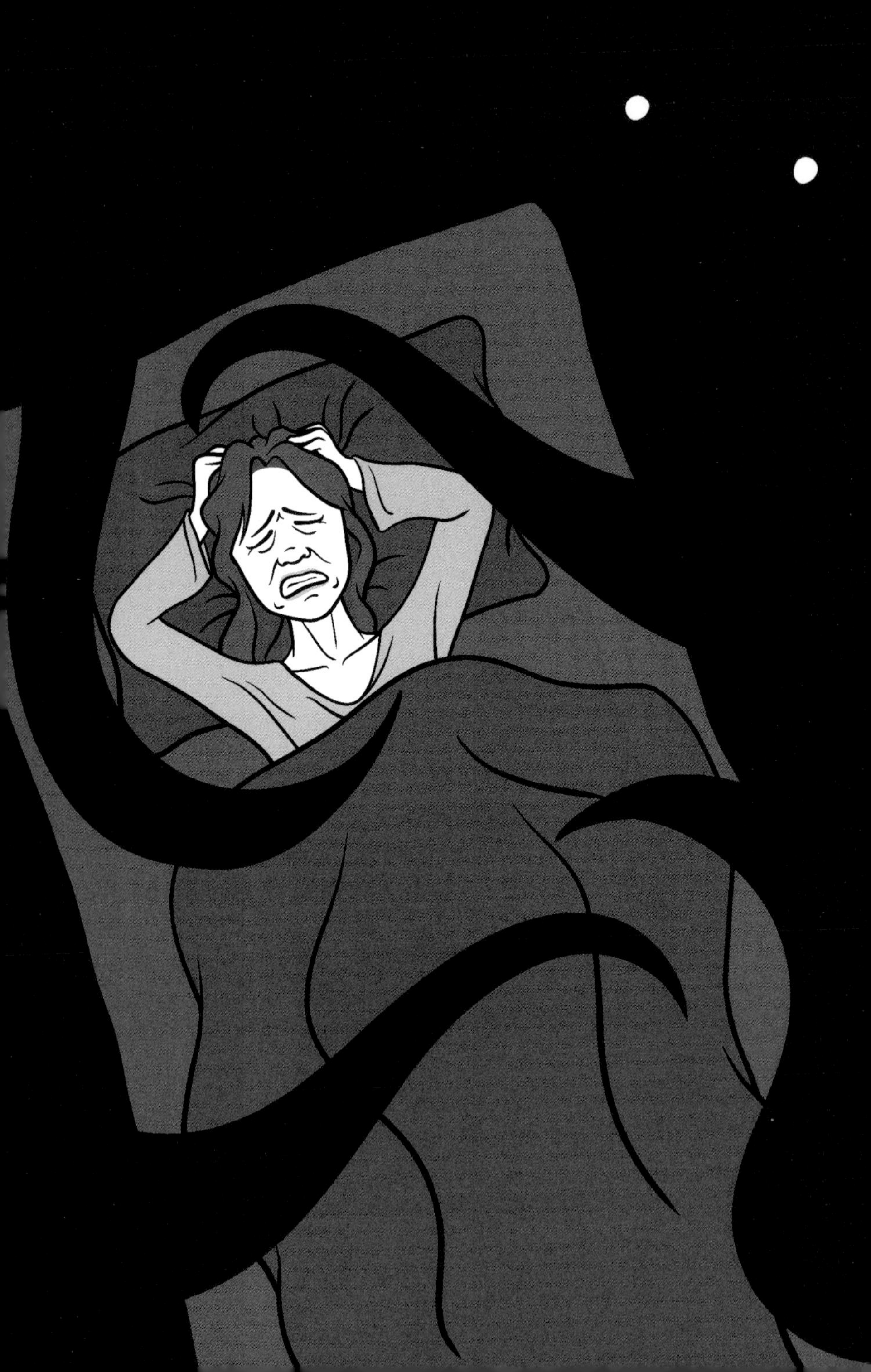

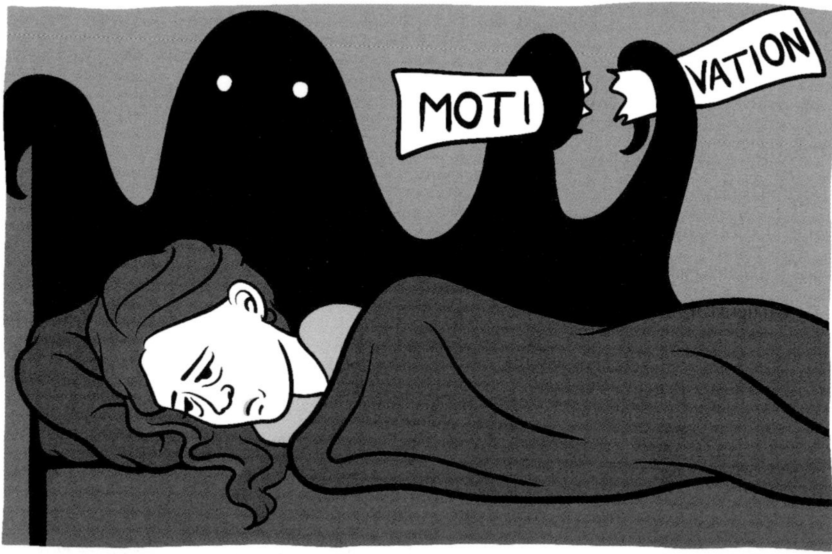

»Nachts bin ich immer nur am Nachdenken. Das geht dann so weit, bis ich richtig panisch werde und Angstzustände bekomme. Das fühlt sich an, als wäre mein Kopf groß und schwer und mein Körper winzig klein und viel zu schwach, den Kopf zu tragen. Dann liege ich stundenlang wach, bis ich dann morgens völlig erschöpft aufwache. Als würde einem jemand den Stecker ziehen.«

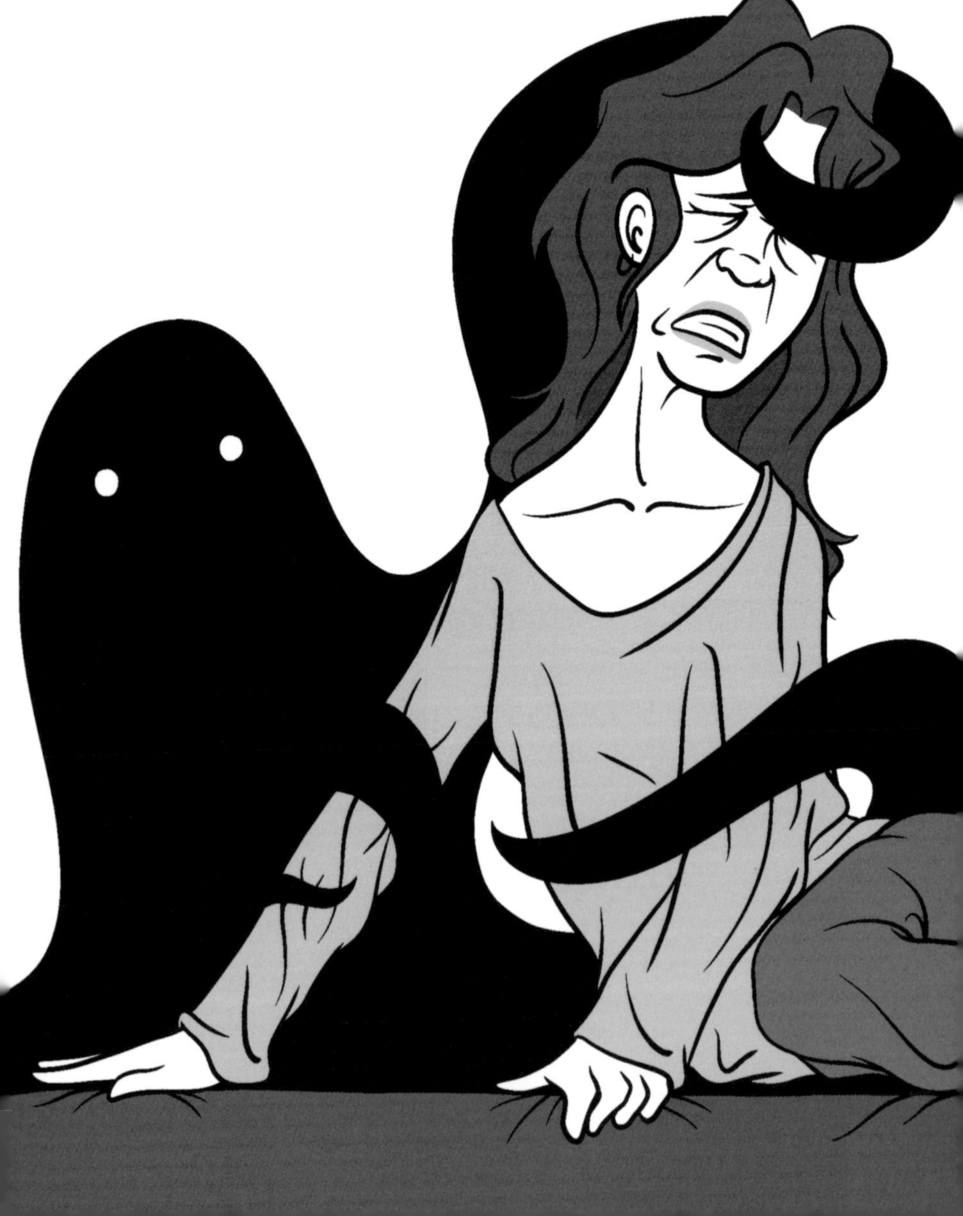

»Manchmal komme ich dann gar nicht mehr aus dem Bett. Du musst dir das vorstellen, als würde dich etwas immer wieder zurück ins Bett zerren. Als würde man in Ketten liegen, von denen man sich nicht lösen kann.«

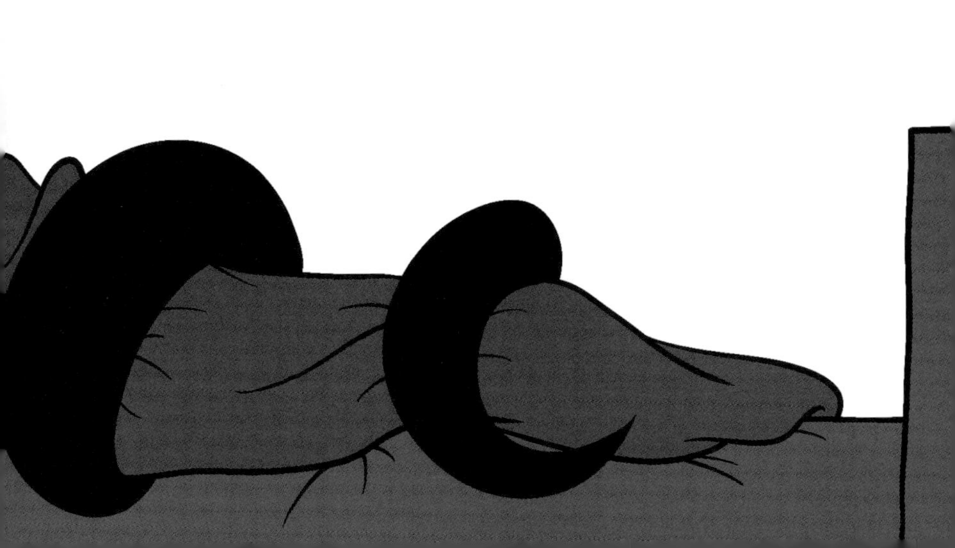

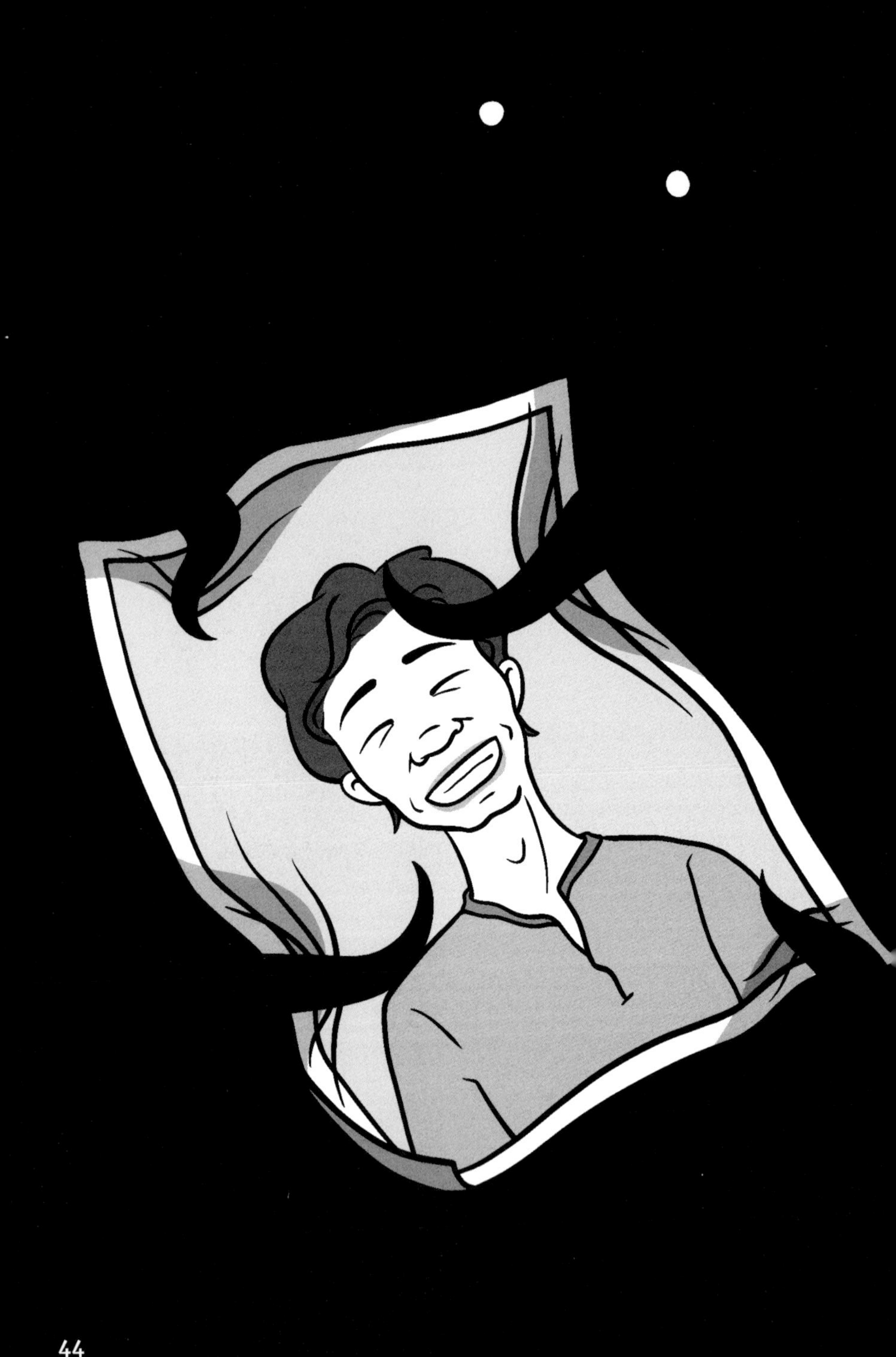

PAUL

»Das ist wie eine offene Wunde. Man ist super sensibel und verletzlich, reagiert auf alles gereizt und die kleinsten Dinge treiben dich in den Wahnsinn.«

Durch negative Gedanken, Selbstabwertung und Angstzustände leiden depressive Menschen unter konstanter Anspannung und Stress. Dies kann sich in Form von gereizten oder gar wütenden Reaktionen gegenüber anderen zeigen, doch häufig richtet sich die Wut gegen sich selbst und die Erkrankung.

»Mich nervt das einfach nur noch. Dieser ganze Zustand. Und manchmal habe ich dann auch einfach keine Lust mehr, mich zu erklären, wenn meine Probleme eh nicht ernst genommen werden … Ich will einfach endlich meine Ruhe haben.«

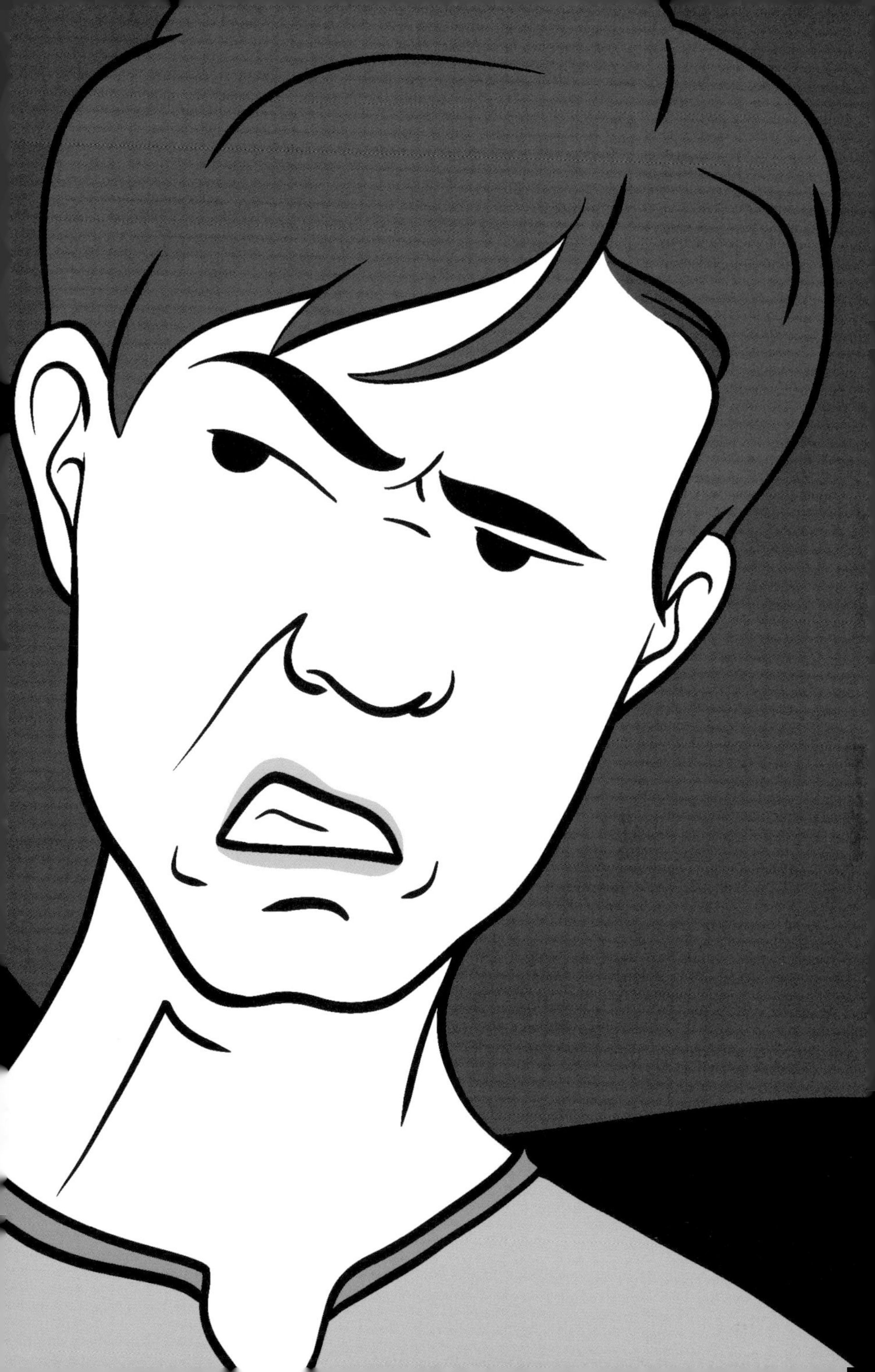

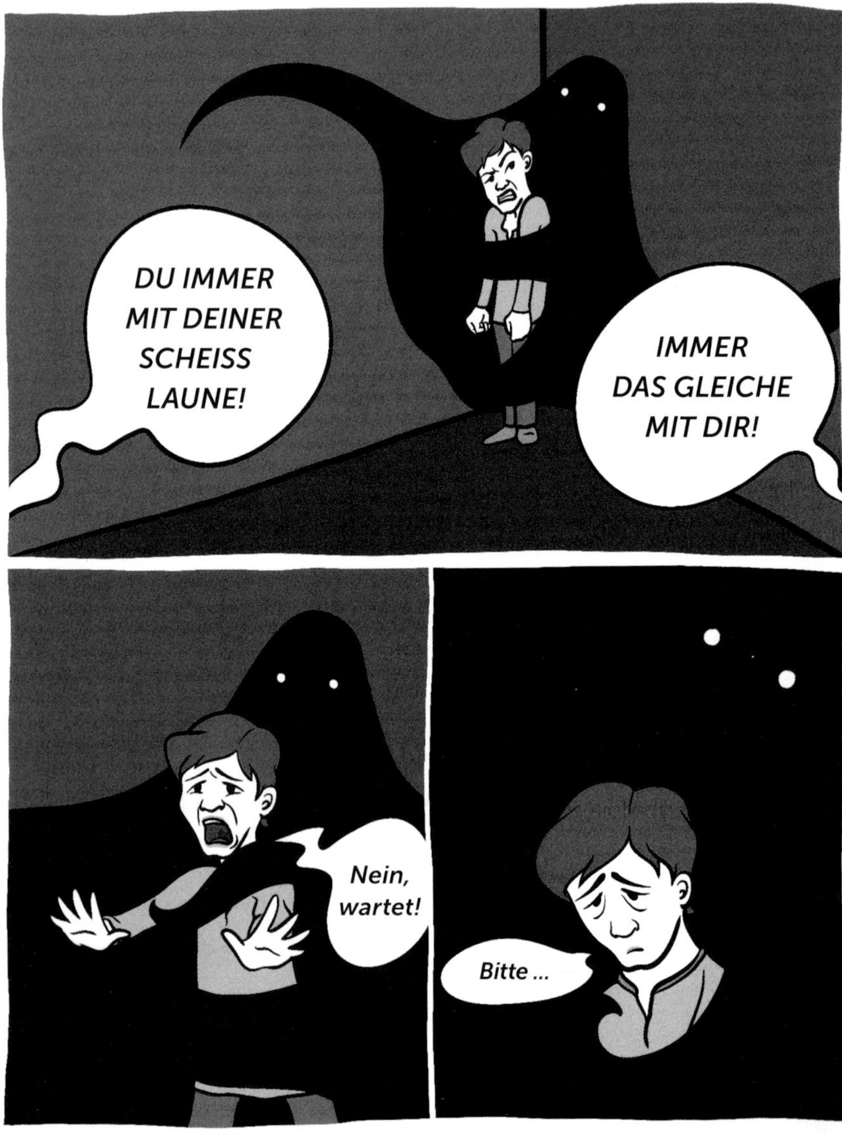
DU IMMER MIT DEINER SCHEISS LAUNE!
IMMER DAS GLEICHE MIT DIR!
Nein, wartet!
Bitte ...

»Aber in dieser Ruhe kommt die Einsamkeit. Da gewöhnt man sich schnell daran, der Außenseiter zu sein ...«

Sozialer Rückzug ist für Depressionen typisch. Betroffene haben häufig das Gefühl eine Belastung zu sein und hegen Selbstzweifel. Die kurzfristige Entlastung vor Nachfragen kann langfristig aber zu mehr Vereinsamung führen.

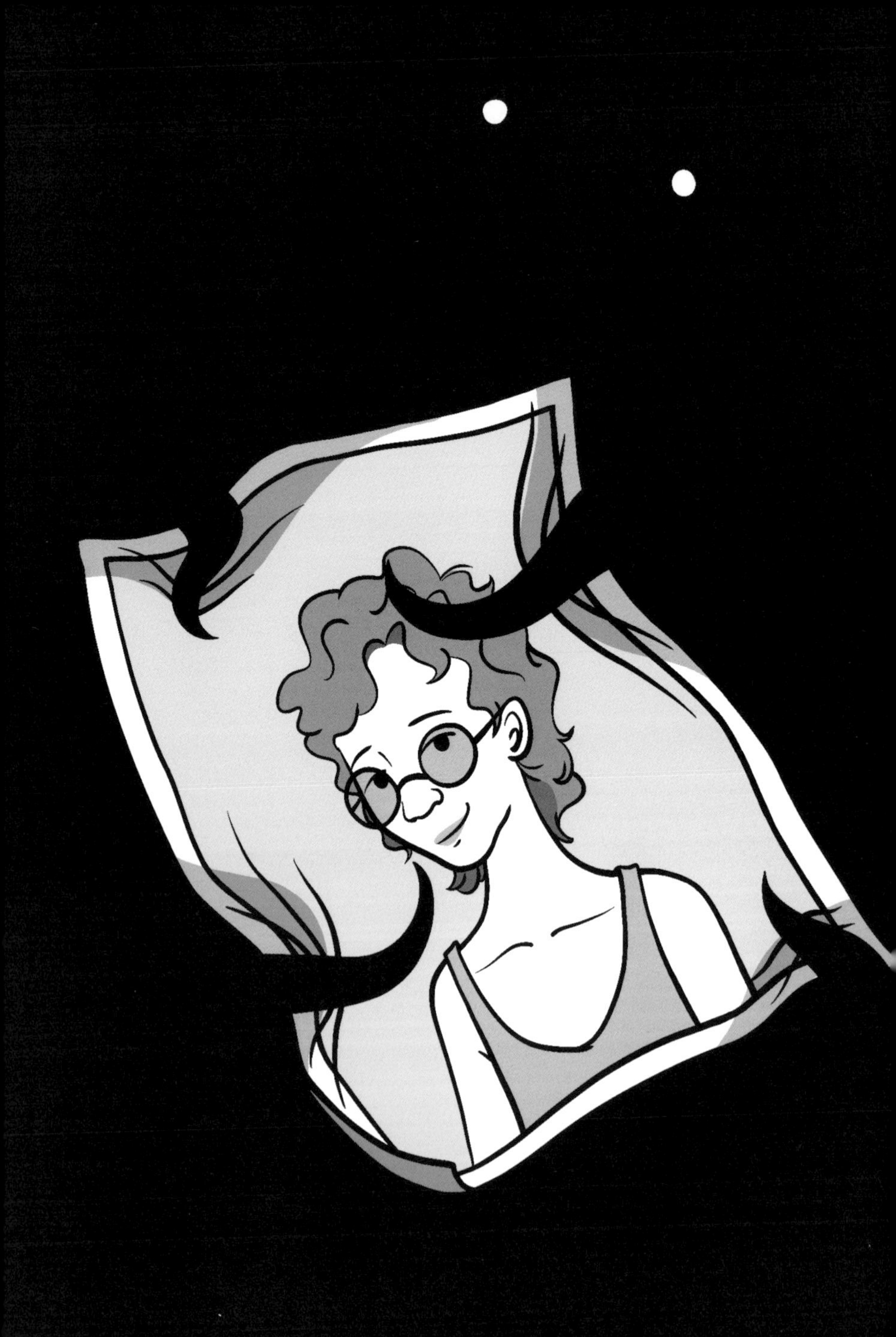

ALEX

»Ich spüre mich einfach selbst nicht mehr …«

Bei Depressionen treten Angst, Hoffnungslosigkeit und Selbstzweifel an die Stelle von Freude, Interesse und Entspannung. Dazwischen finden sich in vielen Fällen Phasen der inneren Leere, bei der sich die Betroffenen isoliert und innerlich tot fühlen.

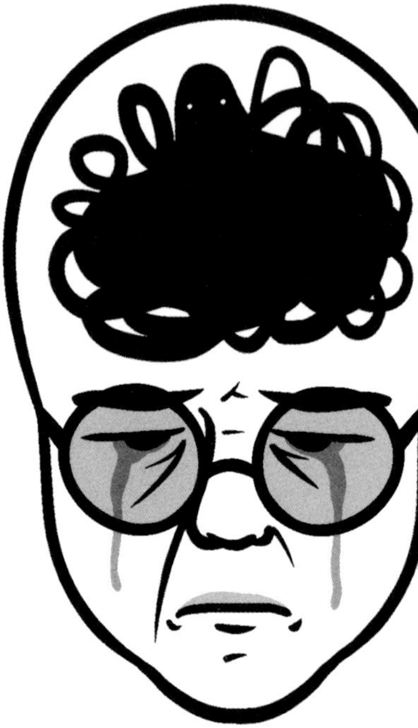

»Das fühlt sich an wie ein Kopf voll mit Kohle. Da ist kein Platz mehr für andere Dinge, so sehr bin ich mit mir selbst beschäftigt. Ich bin nur noch am Weinen und weiß oft nicht mal, warum.«

»Das ist wie eine tiefe, dunkle Grube, in die ich immer wieder zurückgezogen werde, sobald ich kurz davor bin, die Kante zu erreichen.«

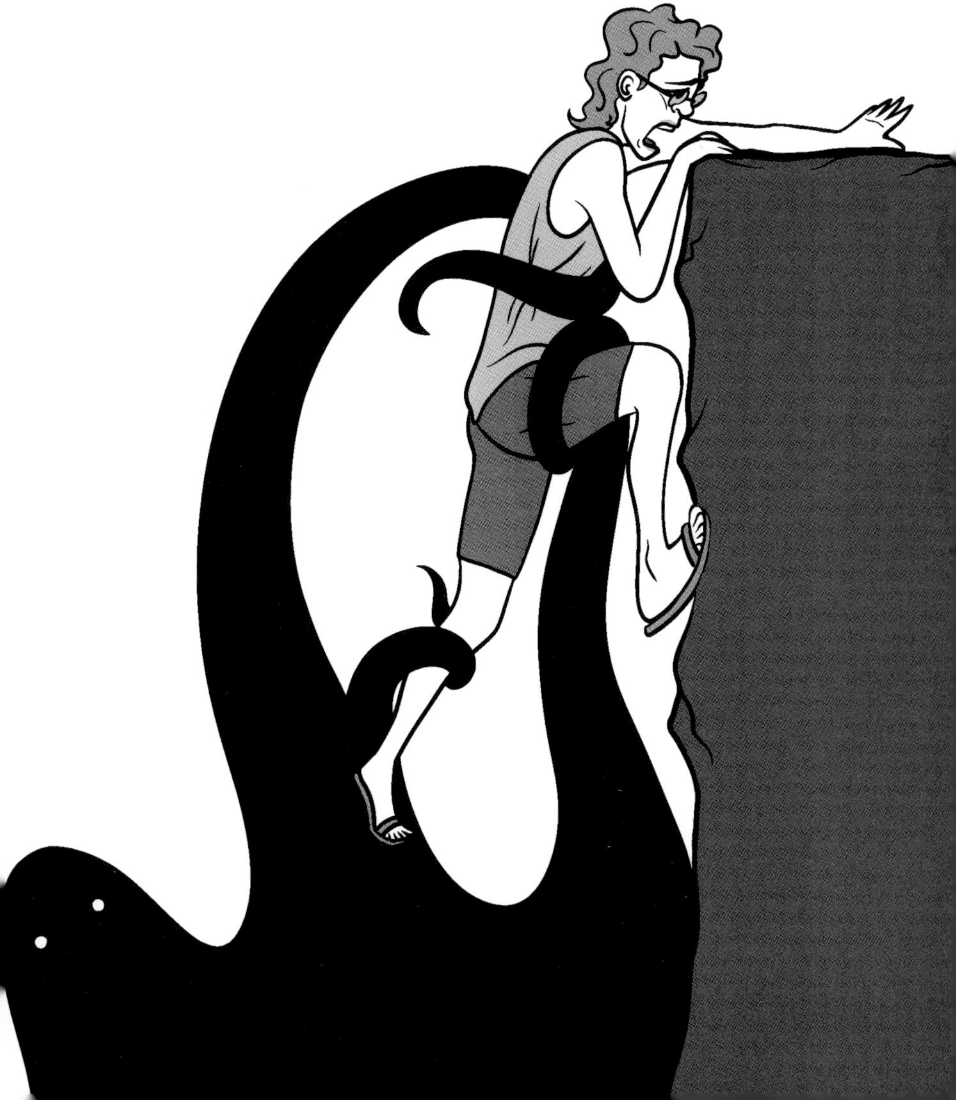

»Es scheint einfach nichts zu helfen. Gar nichts, da ist nur noch diese große Leere. Diese große … Dunkelheit.«

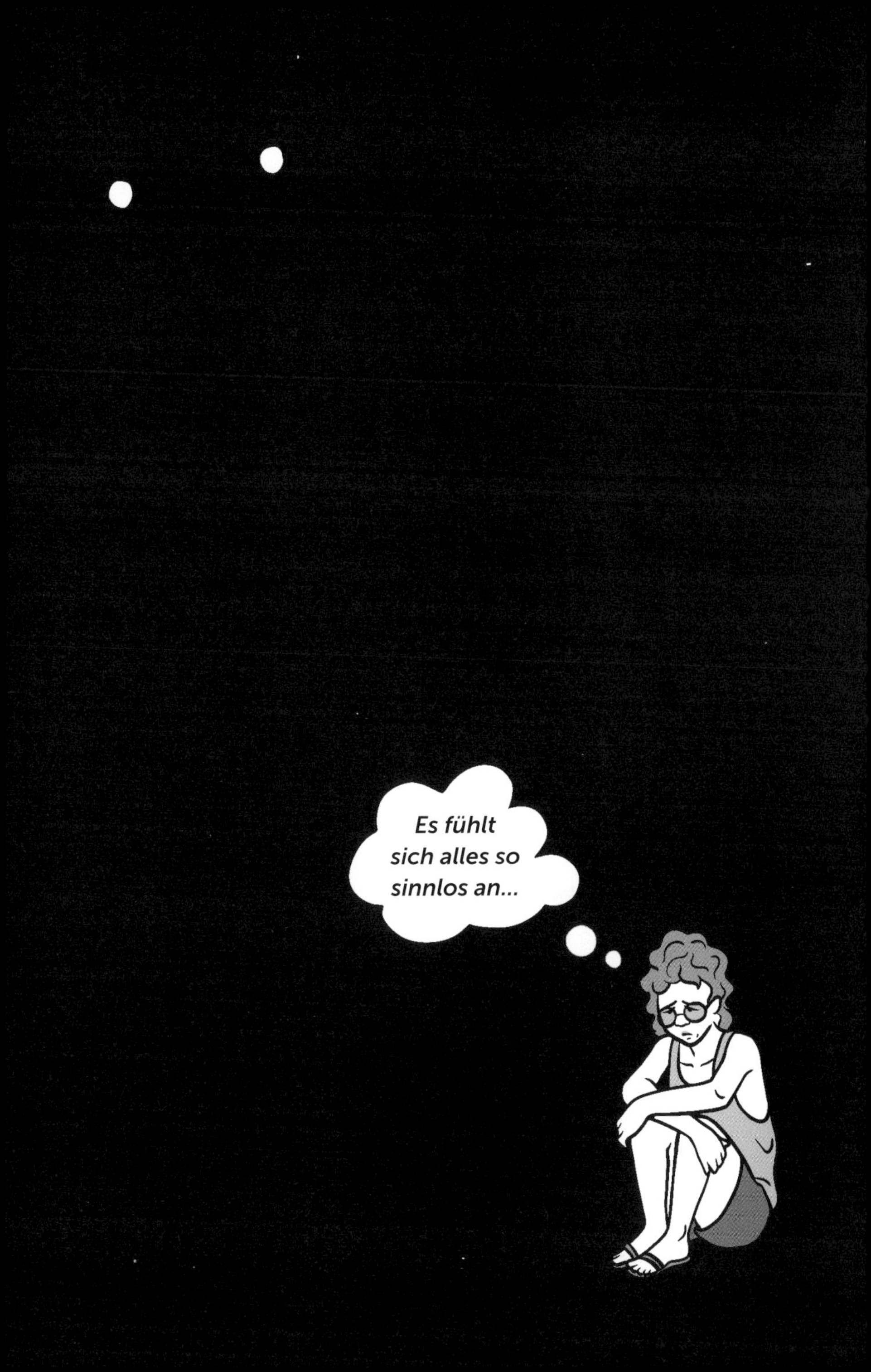
Es fühlt sich alles so sinnlos an...

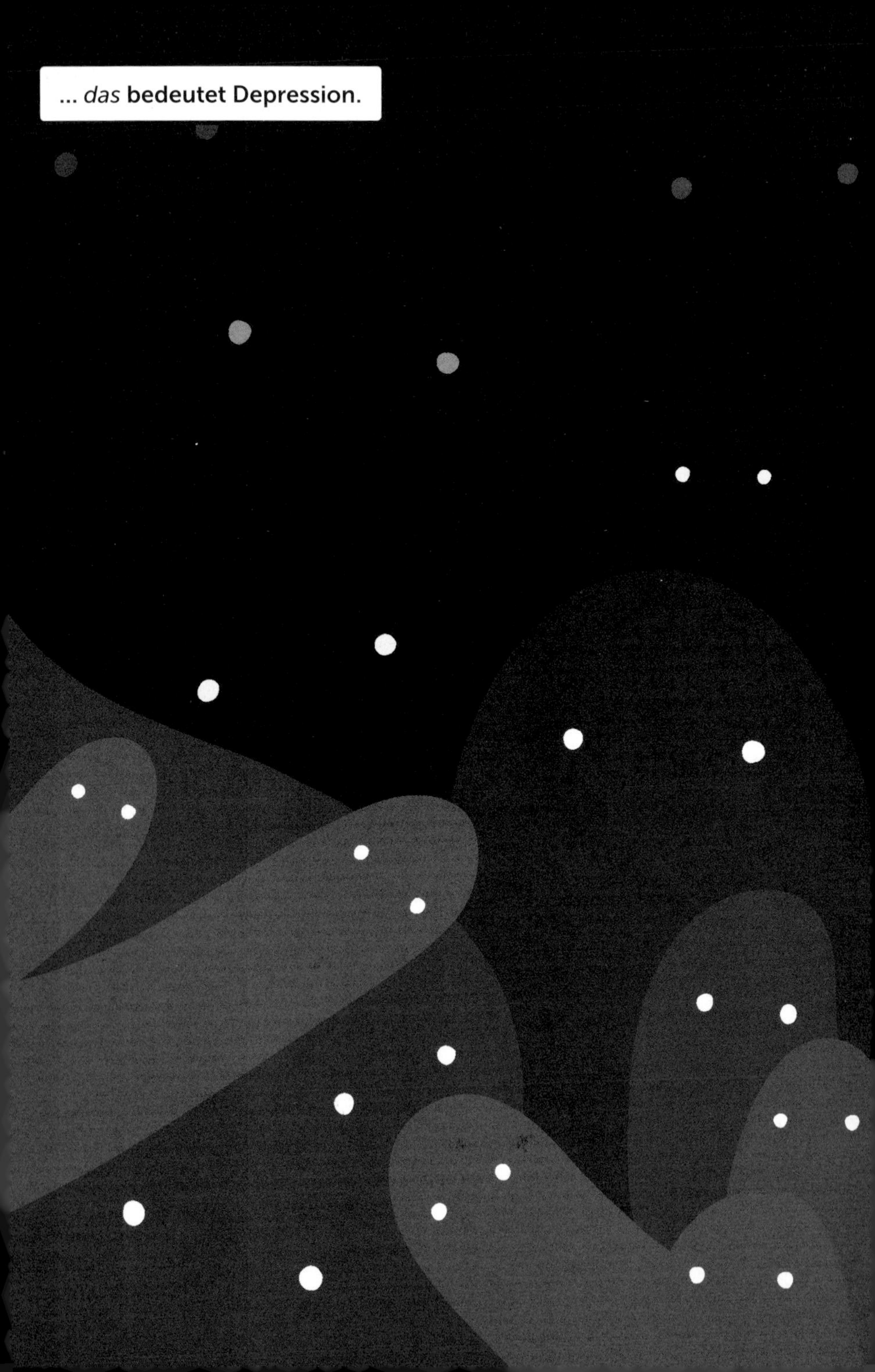
... *das* bedeutet Depression.

Von ihr gibt es so viele individuelle
Formen, wie es Menschen gibt.
Bei jeder Person sieht sie anders aus!

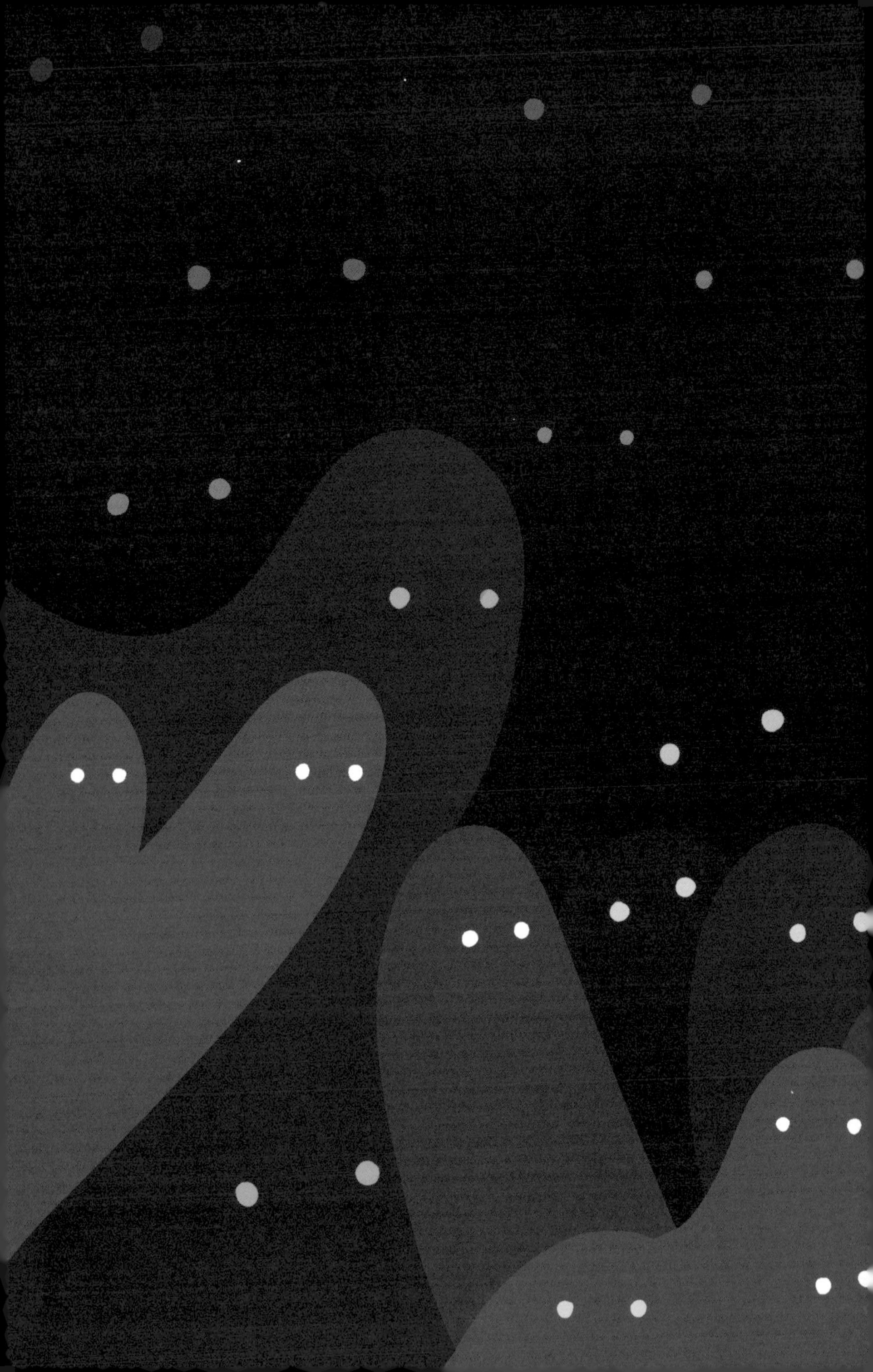

JETZT REICHT'S!
LASST UNS DAS LICHT
ZURÜCKBRINGEN.

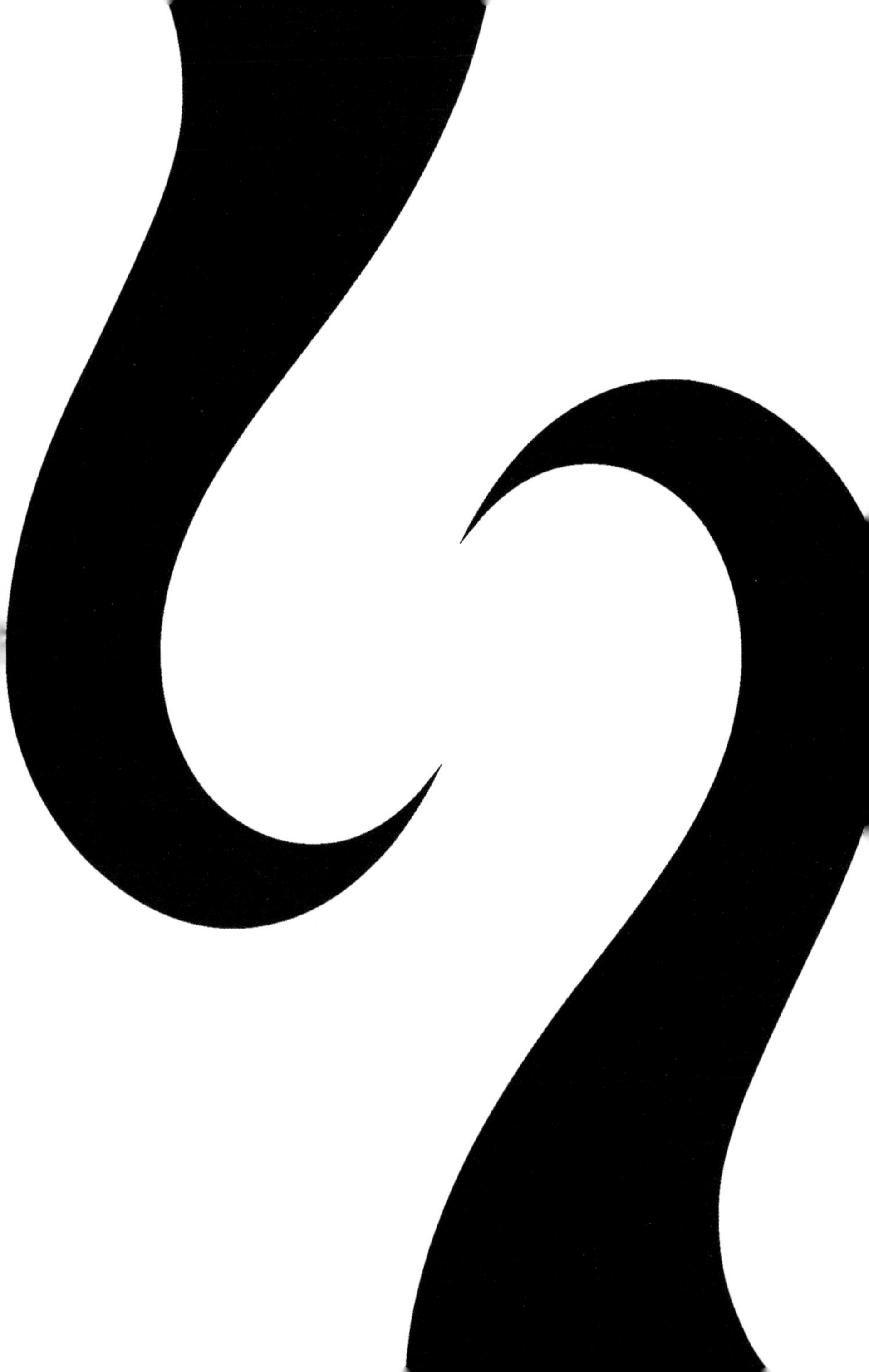

… wie geht‘s jetzt weiter? Wege aus der Dunkelheit

Ganz schön düster so eine Depression, nicht wahr? Da kann man es schnell mit der Angst zu tun bekommen.

Auch wenn sich die Depression in ihrer akuten Phase hoffnungslos anfühlt – Depressionen sind behandelbar! Du kannst dich zusammen mit deinem Angehörigen informieren, ihr könnt darüber reden und professionelle Hilfe suchen. Und zwar ganz gleich, ob du selbst betroffen oder angehörig bist.

Die Angebote sind vielfältig, wir zeigen dir ein paar Wege aus der Dunkelheit.

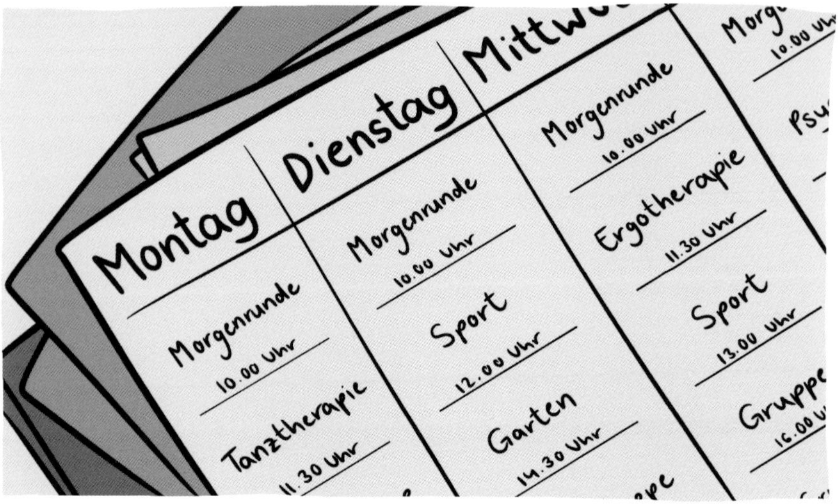
Montag
Morgenrunde
10.00 Uhr
Tanztherapie
11.30 Uhr
Dienstag
Morgenrunde
10.00 Uhr
Sport
12.00 Uhr
Garten
14.30 Uhr
Morgenrunde
10.00 Uhr
Ergotherapie
11.30 Uhr
Sport
13.00 Uhr

Heutzutage ist die psychiatrische Behandlung in einer Klinik sehr vielfältig und sie gibt dem Alltag eine Struktur.

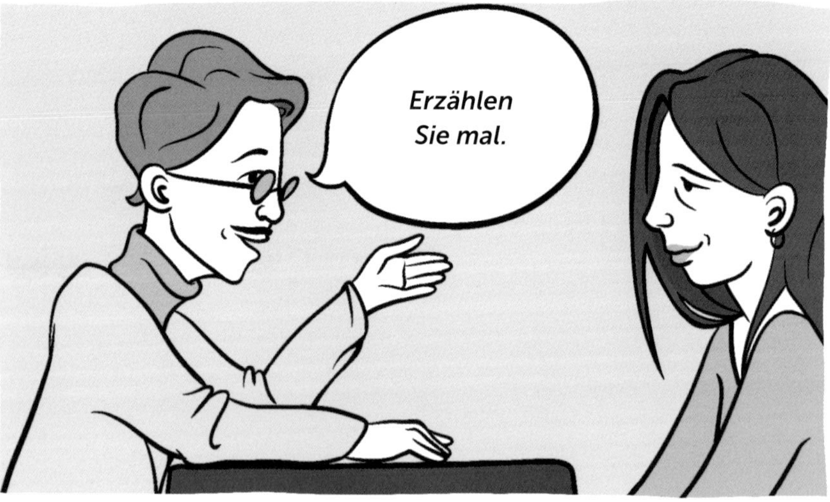
Erzählen Sie mal.

Professionelle Psychotherapie basiert auf intensiven Gesprächen, die Betroffenen helfen, ihr seelisches Leid besser zu verstehen und eine individuelle Lösung für ihre Situation zu finden.

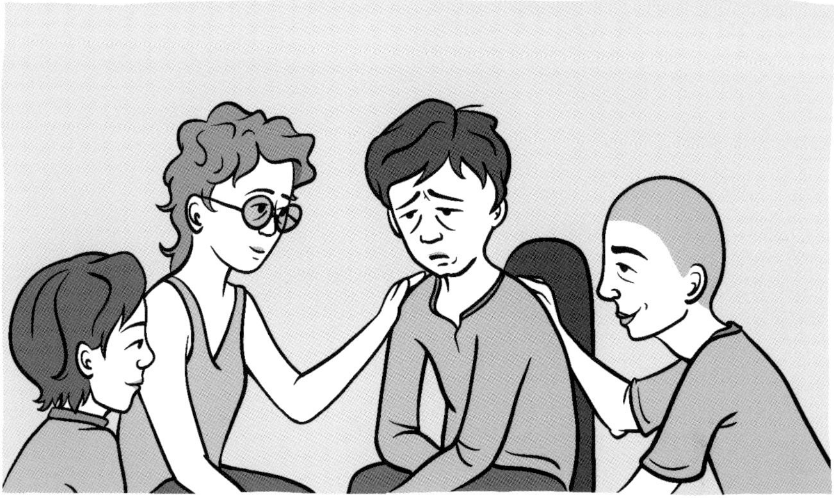

Selbsthilfegruppen bieten einen sicheren Hafen für Betroffene. Hier können sich Gleichgesinnte austauschen und gegenseitig unterstützen.

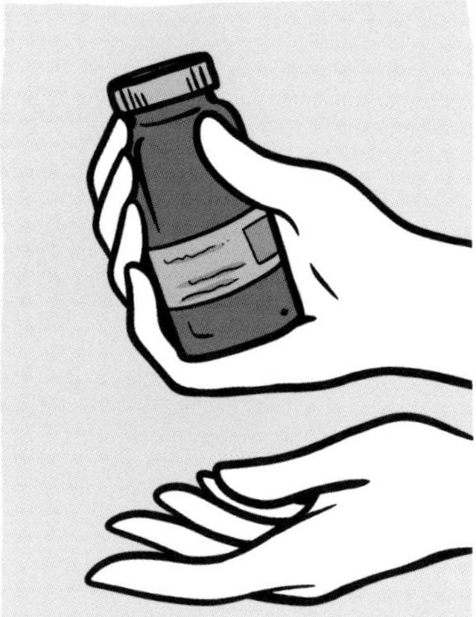

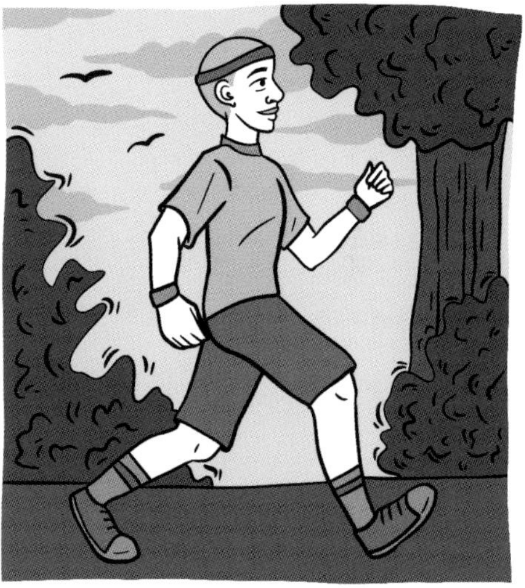

Es gibt verschiedene Hilfsangebote, von Sport bis hin zur Psychopharmakotherapie. Sollte Letztere zeitweise notwendig sein, muss das jeweilige Medikament ärztlich verschrieben werden.

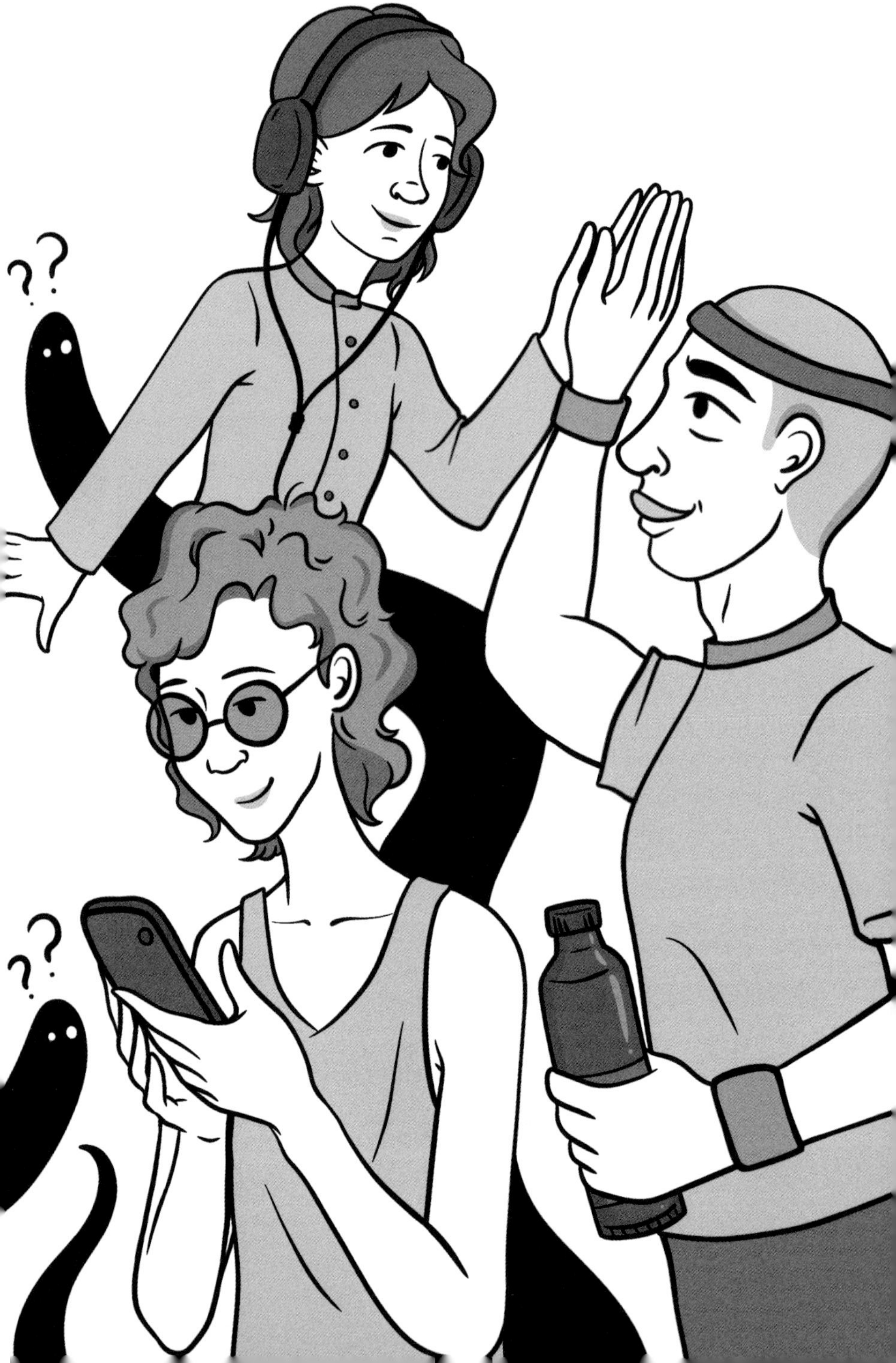

Melina hat für sich Wege gefunden, mit ihrer Depression umzugehen. Besonders hilft ihr der »Grübelstuhl« – ein fester Ort und Zeitpunkt für schwierige Gedanken. Und progressive Muskelentspannung, um zur Ruhe zu kommen.

Ollie besucht regelmäßig eine Sportgruppe für depressiv erkrankte Menschen. Bewegung in Gemeinschaft tut ihm gut und gibt ihm ein neues Körpergefühl. Er hat wieder mehr Energie.

Alex nutzt eine App, um die eigenen Gedanken und Gefühle besser zu verstehen. Das hilft dabei, die Wartezeit auf einen Therapieplatz zu überbrücken oder zwischen den Sitzungen das Besprochene zu reflektieren.

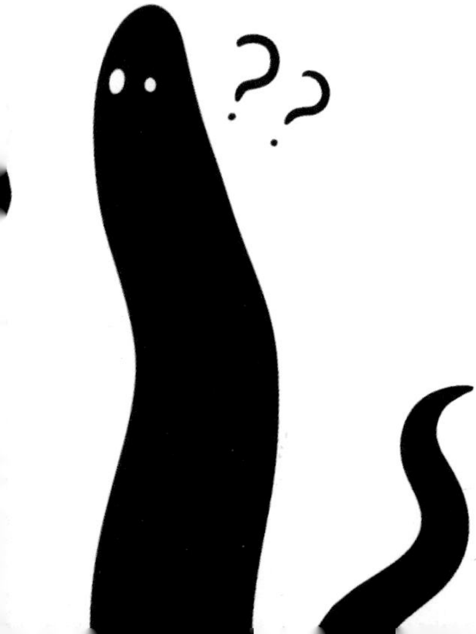

Svenja hat eine langjährige Therapie durchlaufen und sich anschließend zur Genesungsbegleiterin ausbilden lassen. Heute unterstützt sie andere Menschen mit Depressionen mit ihrer Erfahrung und ist besonders in Krisenzeiten für sie da.

Paul hat in einer Selbsthilfegruppe Svenja kennengelernt. Der regelmäßige Austausch mit anderen Betroffenen gibt ihm Halt und hilft ihm, offener mit seiner Erkrankung umzugehen.

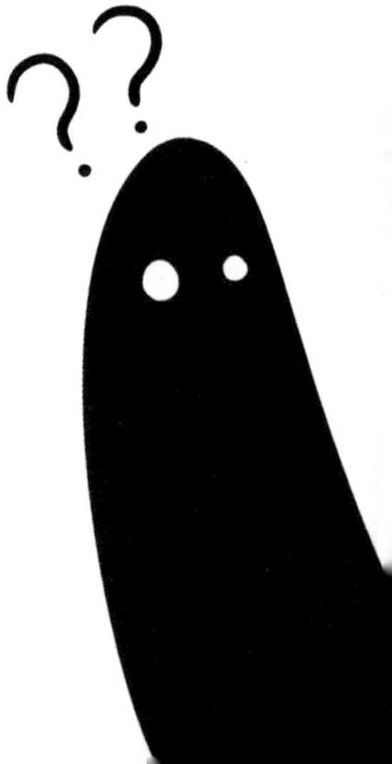

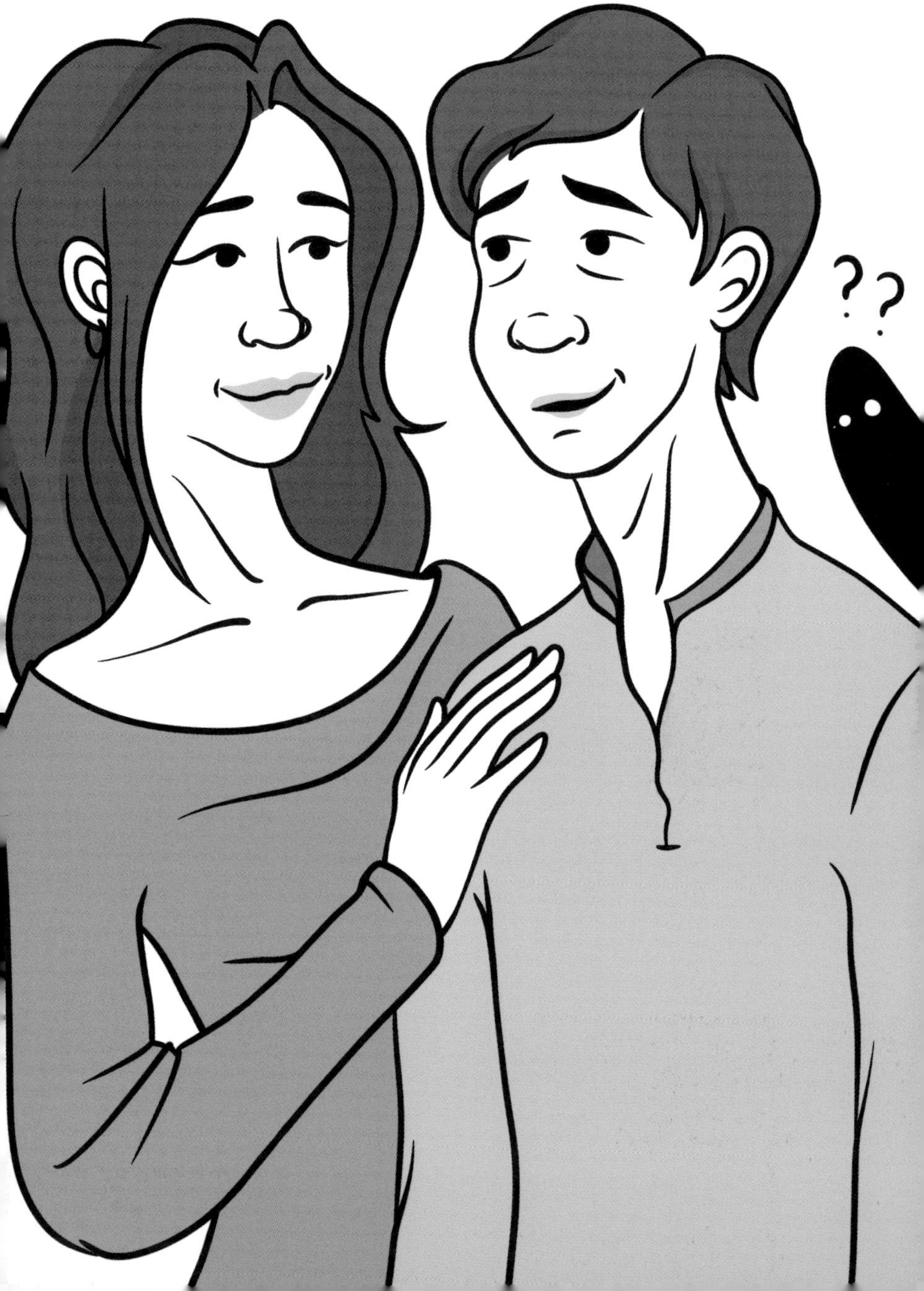

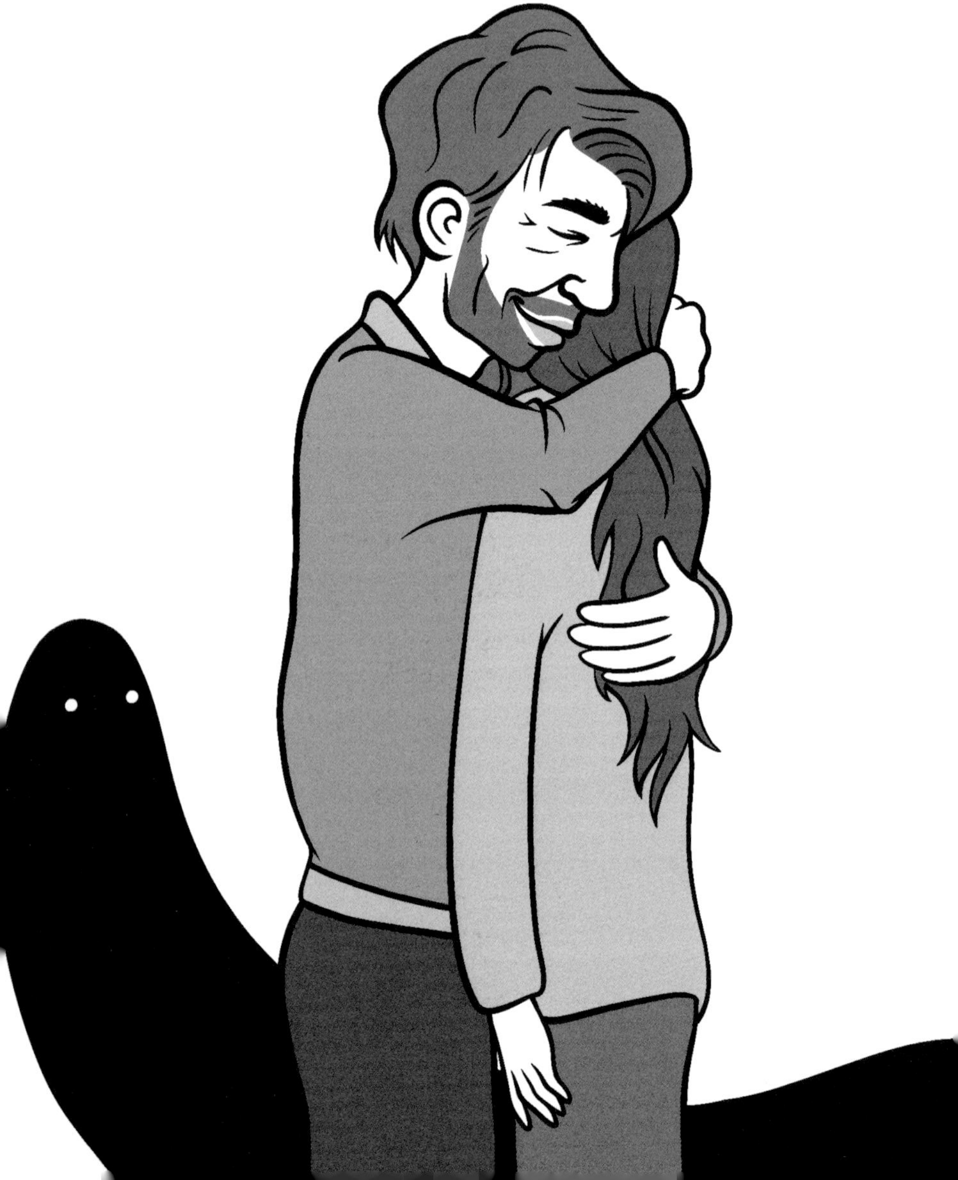

Wenn Nähe schwierig ist – und wichtig bleibt

Eine Depression betrifft nie nur die erkrankte Person allein. Auch Angehörige fühlen sich oft hilflos, überfordert oder ausgegrenzt.

Im Folgenden erfährst du, wie ein liebevoller und achtsamer Umgang auf beiden Seiten gelingen kann. Dazu gehört auch, wie du als angehörige Person unterstützen kannst, ohne dich selbst zu verlieren.

Im Umgang mit Betroffenen kann es manchmal passieren, dass ...

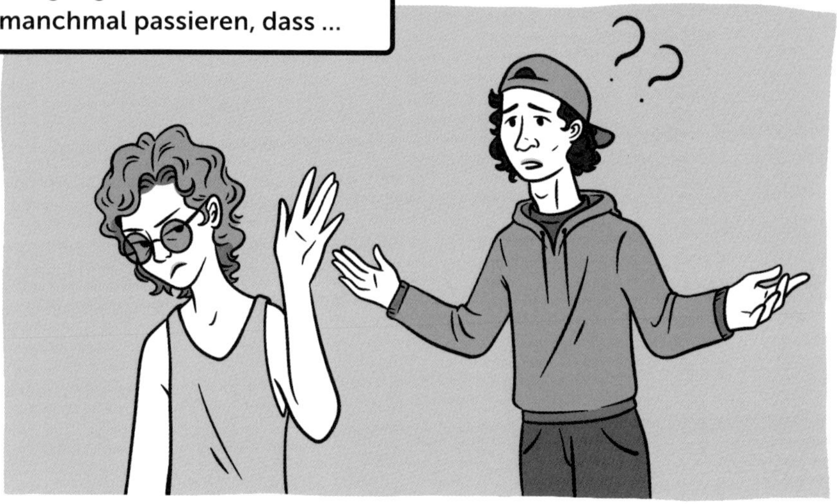

... sich die Person stark zurückzieht und keine Hilfe annehmen möchte. Sie verändert sich und ist nicht mehr so »wie vorher«.

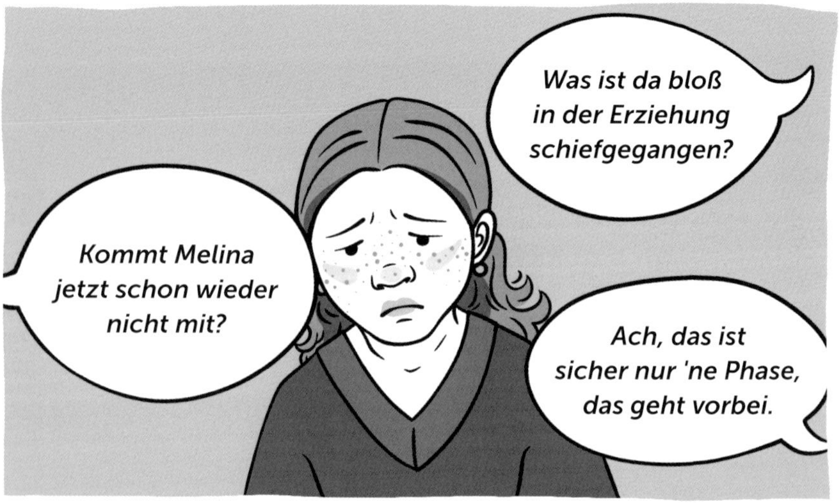
Was ist da bloß in der Erziehung schiefgegangen?
Kommt Melina jetzt schon wieder nicht mit?
Ach, das ist sicher nur 'ne Phase, das geht vorbei.

... du in Situationen kommst, in denen du dich oder betroffene Personen verteidigen und über psychische Erkrankungen aufklären musst, obwohl du vielleicht selbst Schuldgefühle hast und leidest.

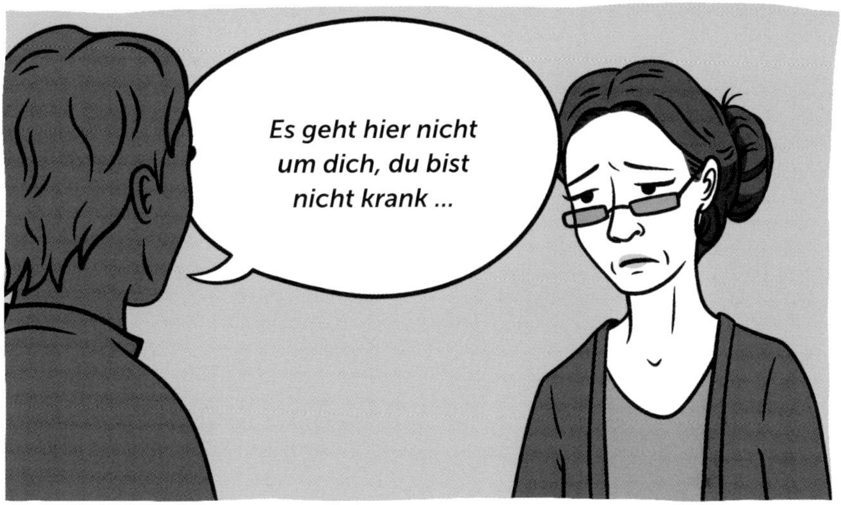
Es geht hier nicht um dich, du bist nicht krank ...

... auch du dich nicht gehört und gesehen fühlst, wenn es dir schlecht geht.

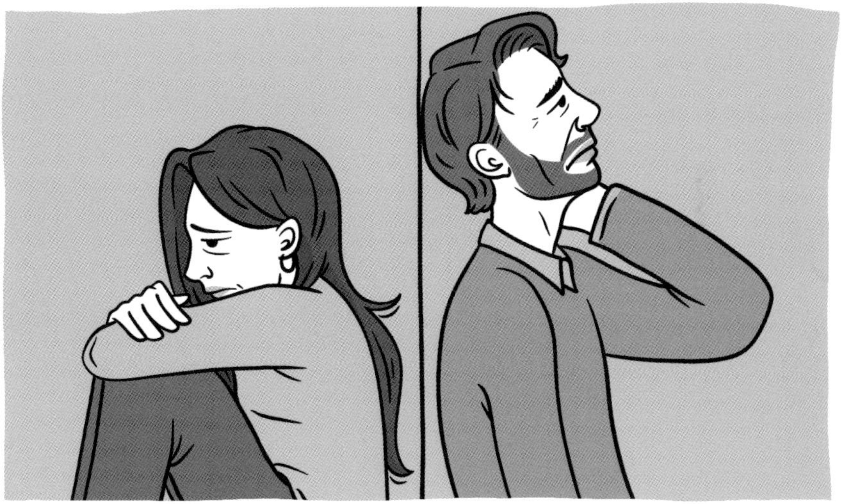

... mit der Diagnose starke Vereinsamung einhergeht und auch du an deine körperlichen und psychischen Grenzen kommst.

Das ist anstrengend und manchmal weiß man nicht mehr, was man tun soll. Es gibt jedoch Wege, damit umzugehen.

Depression ist eine ernstzunehmende Erkrankung –
oft braucht es mehr Zuhören als Handeln.
Du kannst auf unterschiedliche Weise unterstützen:

... biete Hilfe an, ohne zu drängen.
... sei geduldig – Veränderung braucht Zeit.
... akzeptiere die Erkrankung, statt sie kleinzureden.
... lass Raum – auch für Stille.
... unterstütze, ohne übergriffig zu werden.
... begleite Betroffene bei Austausch-Formaten oder Therapiesitzungen, wenn es für euch beide passt.

Du musst nicht alles lösen. Deine Geduld und dein Verständnis machen schon einen großen Unterschied.

Genauso wichtig wie die Unterstützung der erkrankten Person ...

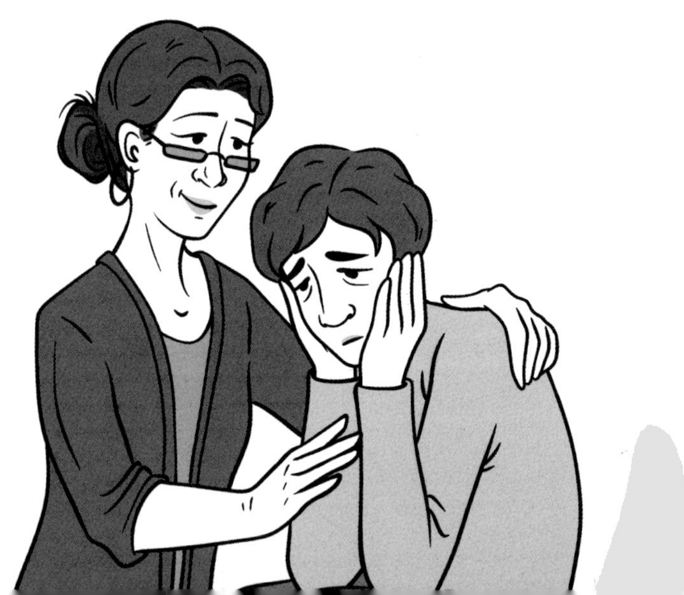

… ist Selbstfürsorge!

Wer einem geliebten Menschen in einer Depression beisteht, leistet viel – oft über die eigenen Grenzen hinaus. Deshalb gilt: Man muss auch auf sich selbst achten und herausfinden, wie viel Unterstützung man leisten kann und will. Deine Gesundheit ist so wichtig wie die der Betroffenen.

Nimm dir Auszeiten, sprich über deine Gefühle, bewege dich, iss regelmäßig, schlaf ausreichend. Alles, was Betroffenen hilft, hilft auch dir. Es ist kein Egoismus, sondern Fürsorge – für dich selbst und für die Beziehung.

Tipp: Es gibt auch Selbsthilfegruppen speziell für Angehörige. Der Austausch mit anderen kann entlasten, Mut machen und Orientierung geben.

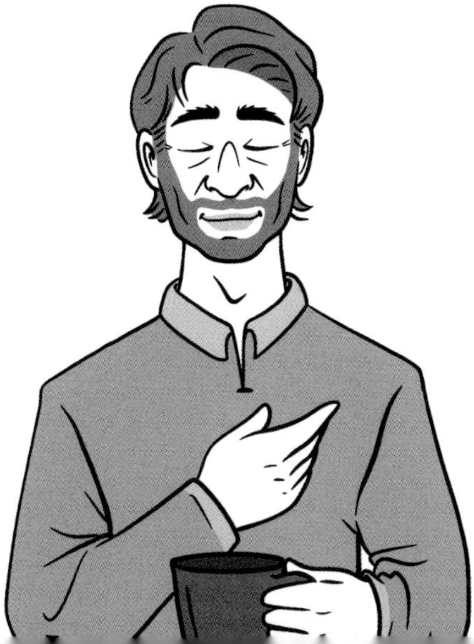

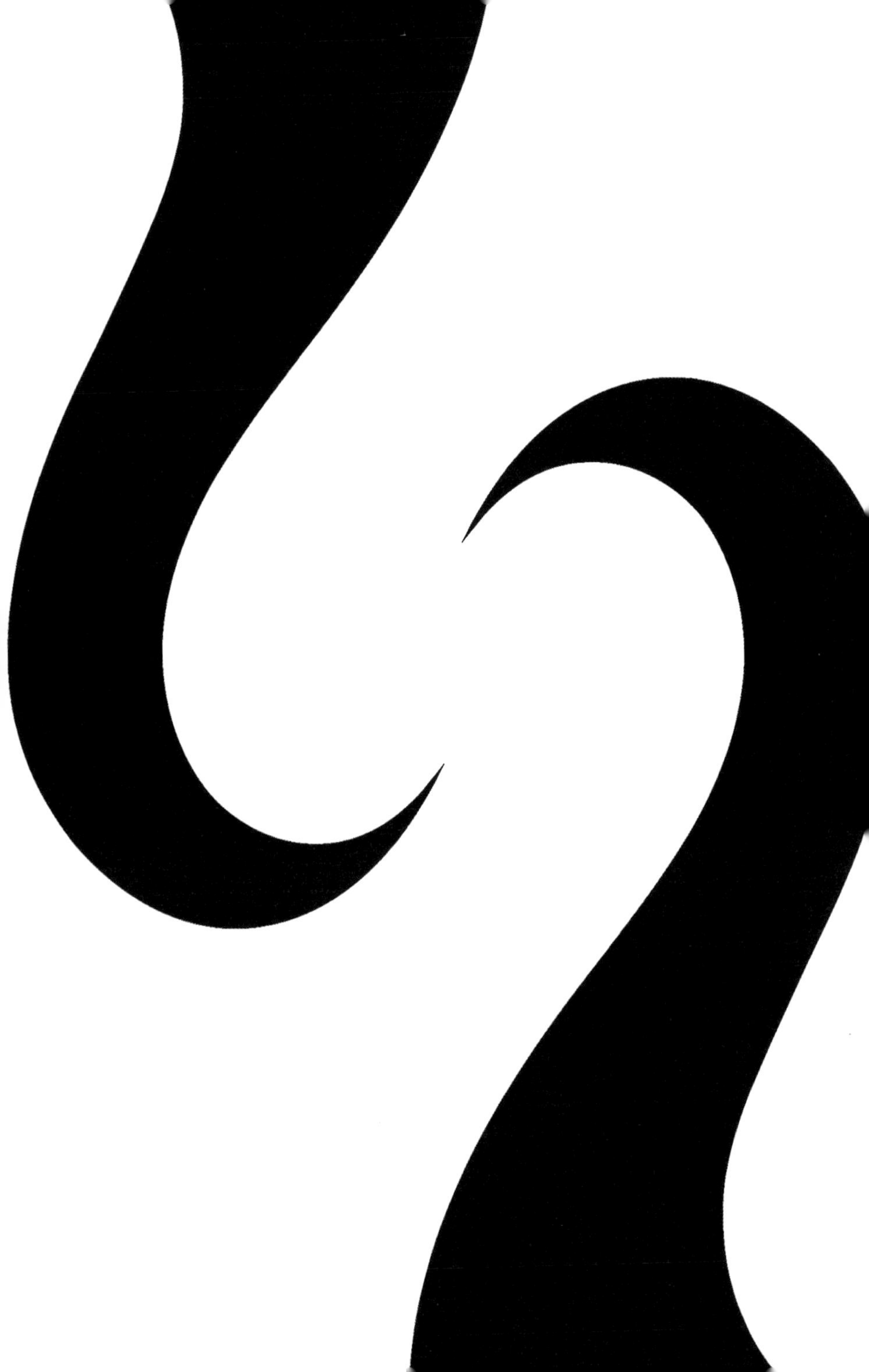

Hilfe in der Krise
ANLAUFSTELLEN IM ÜBERBLICK

Sozialpsychiatrische Dienste (SPDi)
Bieten kostenlose Beratung, Unterstützung im Alltag und Hilfe bei der Vernetzung mit weiteren Hilfsangeboten; auch für Angehörige. Oft beim Gesundheitsamt angesiedelt.

Psychiatrische Institutsambulanzen (PIA)
Fachärztlich geleitete Ambulanzen für Menschen mit schweren psychischen Erkrankungen. Hier werden Therapie, Medikamente und Krisenbegleitung angeboten – ohne stationären Aufenthalt.

Ambulante psychiatrische Pflege (APP)
Pflegekräfte kommen nach Hause und unterstützen im Alltag, bei Medikamenteneinnahme oder Arztbesuchen. Für mehr Stabilität im eigenen Lebensumfeld.

Krisenberatung – anonym & kostenlos
Telefonseelsorge: 0800 111 0 111 / 0800 111 0 222 / 116 123
Rund um die Uhr erreichbar, auch im Chat per Mail oder vor Ort. www.telefonseelsorge.de

Nummer gegen Kummer (Kinder & Jugendliche): 116 111
Montag bis Samstag, von 14–20 Uhr, im Chat und per Mail rund um die Uhr. www.nummergegenkummer.de

Peer4You: Anonyme Chatberatung für junge Angehörige
Montag bis Freitag , i.d.R. 18–22 Uhr. www.peer-for-you.de. Abweichungen von den Zeiten werden auf dem Instagram Kanal mitgeteilt: peer4u_chatberatung

Seelefon (Beratung für angehörige Familien): 0228 710 024 24
Werktags 10–12 Uhr und 14–20 Uhr. Freitags bis 18 Uhr.

UNTERSTÜTZUNGSANGEBOTE

Die Stiftung Deutsche Depressionshilfe bietet Betroffenen und Angehörigen vielfältige Informations- und Hilfsangebote wie ein Diskussionsforum Depression und das deutschlandweite Info-Telefon Depression (0800 33 44 533).
www.deutsche-depressionshilfe.de

Die Deutsche Depressionsliga arbeitet ehrenamtlich an der Aufklärung und Entstigmatisierung, an Angeboten der Hilfe und Selbsthilfe und an der Vertretung gegenüber Politik, Gesundheitswesen und Öffentlichkeit. **www.depressionsliga.de**

Die Nationale Kontakt- und Informationsstelle für Selbsthilfe (NAKOS) ist die bundesweite Anlaufstelle in Deutschland rund um das Thema Selbsthilfe. Interessierte, Betroffene und Angehörige finden hier alle notwendigen Informationen.
www.nakos.de

Der Bundesverband der Angehörigen psychisch erkrankter Menschen (BApK) e. V. steht für eine engagierte, bundesweite Selbsthilfe, die sowohl die Anliegen der Angehörigen als auch die Interessen der Betroffenen konsequent vertritt.
www.bapk.de

Auch in Österreich und in der Schweiz gibt es Angehörigenverbände: in Österreich die Hilfe für Angehörige psychisch Erkrankter **www.hpe.at**, in der Schweiz den Dachverband der Vereinigungen von Angehörigen psychisch Erkrankter (VASK) namens Stand by You Schweiz. **www.stand-by-you.ch**

NOCH MEHR ZUM THEMA

Bischkopf, J. (2024). So nach und doch so fern. Mit depressiv erkrankten Menschen leben. (4. Aufl.) Köln: Psychiatrie Verlag.

Hautzinger, M. (2022). Ratgeber Depression. Informationen für Betroffene und Angehörige. (3. Aufl.) Göttingen: Hogrefe.

Hanning, S., Teismann, T. (2021). Das Depressionsbuch. Informationen für Betroffene, Angehörige und Interessierte. Köln: BALANCE buch + medien verlag.

Krömer, Kurt (2024). Du darfst nicht alles glauben, was du denkst. Köln: Kiepenheuer & Witsch.

Junge Selbsthilfe des BApK (2025). Unerhört nah.
Der Podcast von und für junge Angehörige.
www.unerhoert-nah.de

Deutsche Depressionsliga (2023). Expedition Depression.
Ein Dokumentarfilm auf den Spuren der Depression.
www.depressionsliga.de/projekte/expedition-depression

Hier geht es zum Glossar, wo Fachbegriffe erklärt werden.

Lisa Pommerening
Dunkelleuchten
Depression verstehen in Bildern

1. Auflage 2026
ISBN 978-3-86739-354-6

Bibliografische Information der Deutschen Nationalbibliothek
Die Deutsche Nationalbibliothek verzeichnet diese Publikation in der Deutschen Nationalbibliografie; detaillierte bibliografische Daten sind im Internet über https://portal.dnb.de abrufbar.

Psychiatrie Verlag GmbH
Ursulaplatz 1
50668 Köln
info@psychiatrie-verlag.de

Lektorat: Psychiatrie Verlag

Umschlagkonzeption, -gestaltung und Satz: Lisa Pommerening

Beratung:
Carola Claus, M.Sc. Psychologie, Psych. Psychotherapeutin, und Julia Paar, Junge Selbsthilfe BApK e.V.

Druck und Bindung: Print Best Printing Company, Viljandi, Estland

Klimafreundlich gedruckt in der EU auf nachhaltigem Papier.